Brett Stewart

In 7 Wochen zum perfekten Body

Dieses Buch ist Dean Karnazes, Timothy Ferriss und Steve Jobs gewidmet, drei Männern, die mich inspiriert und mein Leben in vielerlei Hinsicht verändert haben. Bei den ersten beiden habe ich mich für ihren Einfluss persönlich bedankt, Letzterem muss ich meinen Dank leider auf immer schuldig bleiben.

Das Buch ist auch für Vivi und Ian: Ich liebe euch und bin stolz darauf, dass ihr so seid, wie ihr seid. Ich bin glücklich, euer Vater zu sein.

Brett Stewart

In 7 Wochen

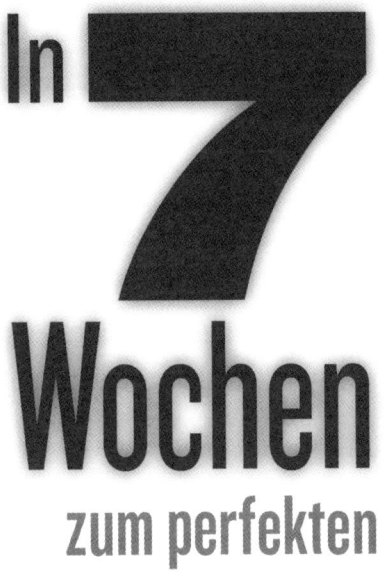

Wochen

zum perfekten

BODY

**Das Intensivprogramm
für zu Hause**

riva

Bibliografische Information der Deutschen Nationalbibliothek:
Die Deutsche Nationalbibliothek verzeichnet diese Publikation in der Deutschen Nationalbibliografie;
detaillierte bibliografische Daten sind im Internet über http://d-nb.de abrufbar.

Wichtiger Hinweis

Sämtliche Inhalte dieses Buches wurden – auf Basis von Quellen, die der Autor und der Verlag für vertrauenswürdig erachten – nach bestem Wissen und Gewissen recherchiert und sorgfältig geprüft. Trotzdem stellt dieses Buch keinen Ersatz für eine individuelle Fitnessberatung und medizinische Beratung dar. Wenn Sie medizinischen Rat einholen wollen, konsultieren Sie bitte einen qualifizierten Arzt. Der Verlag und der Autor haften für keine nachteiligen Auswirkungen, die in einem direkten oder indirekten Zusammenhang mit den Informationen stehen, die in diesem Buch enthalten sind.

Für Fragen und Anregungen:
brettstewart@rivaverlag.de

2. Auflage 2013
© 2013 by riva Verlag, ein Imprint der Münchner Verlagsgruppe GmbH
Nymphenburger Straße 86
D-80636 München
Tel.: 089 651285-0
Fax: 089 652096

Die amerikanische Originalausgabe erschien 2012 bei Ulysses Press, Berkeley, USA, unter dem Titel
7 Weeks to Getting Ripped. © 2012 Text by Brett Stewart. © 2012 Konzept und Umsetzung by Ulysses Press.
© 2012 Fotografien (Ausnahmen siehe unten) by Rapt Productions. All rights reserved.

Übersetzung: Anke und Eberhard Kreutzer
Redaktion: Nicole Luzar
Umschlaggestaltung: Maria Wittek
Umschlagabbildung: © STEEX/istockphoto.com
Fotografien im Innenteil: © Rapt Productions mit Ausnahme von Seite 12 © Kristen Andersen und Seite 21
© marema/shutterstock.com
Models: Evan Clontz, Lauren Harrison, Lewis Elliot, Brett Stewart
Layout: what!design@whatweb.com
Satz: Grafikstudio Foerster, Belgern
Druck: Konrad Triltsch GmbH, Ochsenfurt
Printed in Germany

ISBN Print 978-3-86883-295-2
ISBN E-Book (PDF) 978-3-86413-321-3
ISBN E-Book (EPUB, Mobi) 978-3-86413-322-0

Weitere Informationen zum Thema finden Sie unter

www.rivaverlag.de

Beachten Sie auch unsere weiteren Verlage unter
www.muenchner-verlagsgruppe.de

Inhalt

TEIL 1: ÜBERBLICK   **7**

EINLEITUNG   **8**

WIE ICH ES GESCHAFFT HABE   **11**

ÜBER DIESES BUCH   **15**

KLEINE MUSKELKUNDE   **19**

HÄUFIG GESTELLTE FRAGEN   **23**

AUSGEWOGENE ERNÄHRUNG   **29**

BEVOR SIE ANFANGEN   **34**

ZUM GEBRAUCH DIESES BUCHES   **39**

POWER-4-TEST   **42**

TEIL 2: DAS PROGRAMM   **51**

DER 7-WOCHEN-TRAININGSPLAN   **52**

LEVEL I   **54**

LEVEL II   **59**

TEIL 3: DIE ÜBUNGEN   **67**

ANHANG   **117**

ÜBER DAS PROGRAMM HINAUS   **118**

AUFWÄRM- UND DEHNÜBUNGEN   **123**

CARDIOTRAINING UND SPIELE   **134**

TRAININGSPLAN FÜRS EINSTEIGERLEVEL   **146**

REGISTER   **158**

DANKSAGUNG   **160**

ÜBER DEN AUTOR   **160**

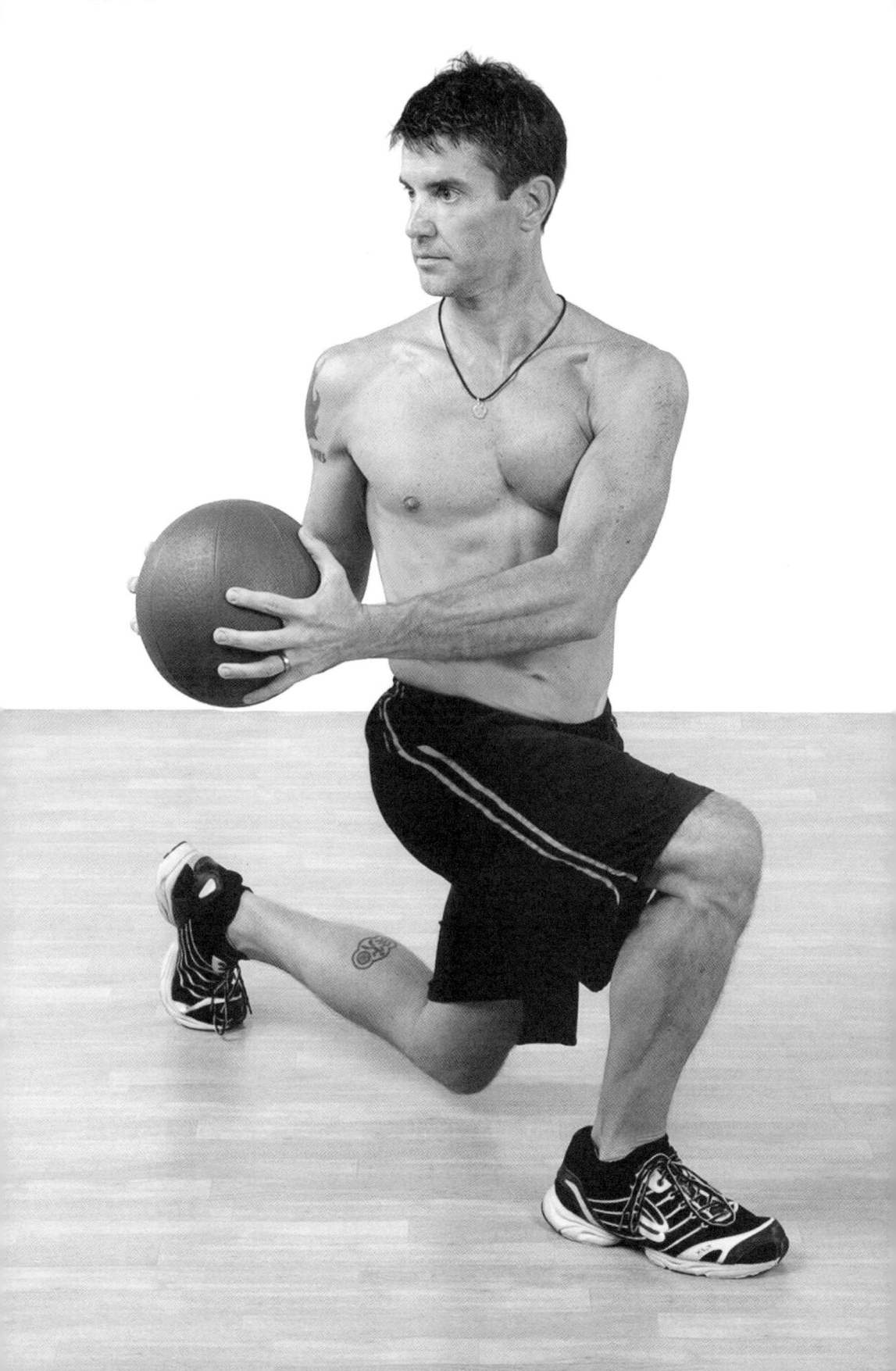

TEIL 1: ÜBERBLICK

Einleitung

»Durchtrainiert«, »muskulös«, »definiert« und »topfit« – das sind geläufige
Ausdrücke für jemanden, der in Form ist, so richtig in Form, mit einem Körper,
von dem wir Normalsterblichen nur träumen können. Nehmen Sie einen
x-beliebigen Werbespot für Schlankmacher oder den neuesten Schrei an
Fitnessgeräten, da steht da immer so ein Sunnyboy mit Waschbrettbauch, der
seinen Bizeps spielen lässt, an seiner Seite eine atemberaubend gut aussehende
Frau mit Wespentaille und traumhaft langen Beinen. Sie strahlen in die Kamera
und erzählen, wie sie sich mal eben in wenigen Wochen mit einer Diät-
Wunderpille oder einem Supergerät in Form gebracht haben. Sie wissen schon,
dass man Ihnen da einen Bären aufbindet? Gewöhnlich bekommen diese Models
das Produkt, das sie anpreisen, beim Shooting zum ersten Mal zu Gesicht.

Also, wem können Sie trauen? Den Herstellern, die Hunderttausende Dollar in Fernsehwerbung stecken? Liegt das Heil in einer dieser Fatburner-Pillen? Oder greifen Sie besser tief in die Tasche und investieren in einen Personal Trainer?

Mal ehrlich, Sie kennen die Antwort, oder? Sie liegt auf der Hand und ist ganz einfach: Vertrauen Sie Ihrem Körper. Mit Bewegung und gesunder Ernährung bringt man sich in Form.

Die meisten Leute wissen nicht so recht, wie man einen Trainingsplan zusammenstellen sollte. Arbeitet man zum Beispiel besser mit schweren Gewichten und wenigen Wiederholungen oder mit leichten Gewichten und vielen Wiederholungen? Sollte man die Muskeln einzeln trainieren oder in Kombination miteinander? Oberkörper oder Unterkörper? Kettlebells, Sprints, Kniebeugen, Treppen, Pyramiden und so weiter und so fort.

Es gibt unzählige Trainingsmethoden, und alle haben ihre Vorzüge. Jede Fitnesszeitschrift stellt allerlei Übungen vor und behauptet, diese seien ein absolutes Muss, dabei widersprechen sich die Empfehlungen zum Teil sogar in ein- und derselben Ausgabe! Wie kann man sich aus dieser Informati-

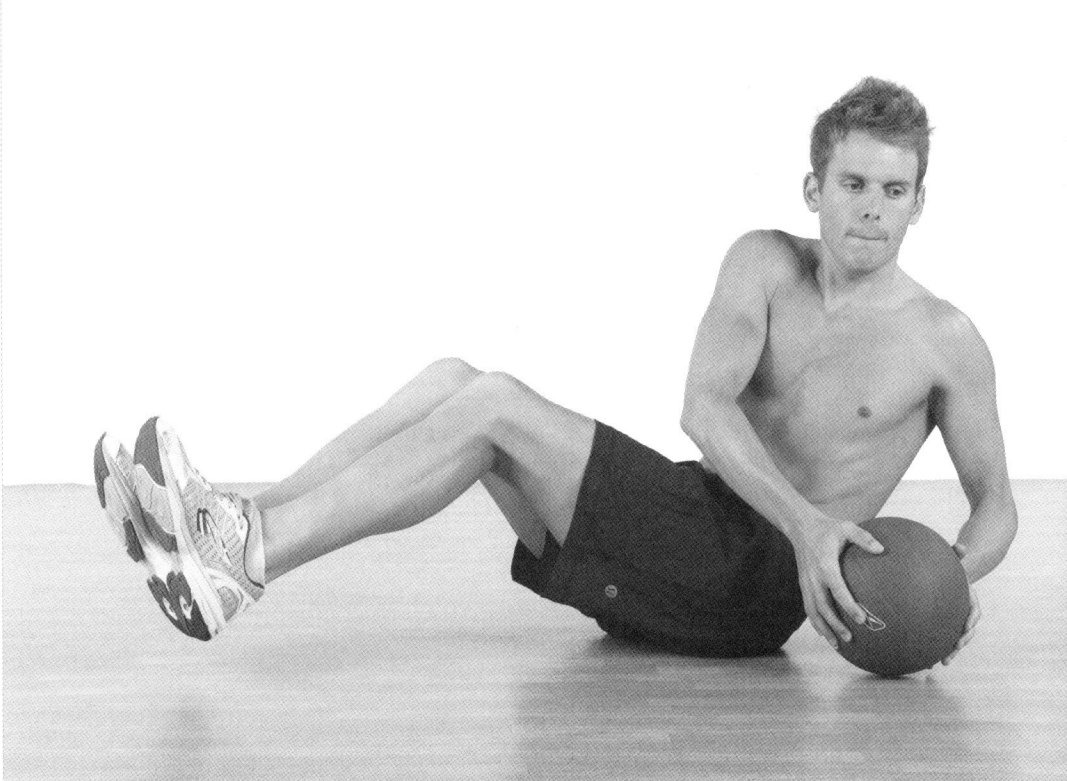

onsflut einen Plan zusammenstellen, der Wirkung zeigt? Sie müssen das nun nicht mehr – hier ist er.

Die gute Nachricht: Sie können sich mithilfe von Bodyweightübungen (Übungen, die nur mit dem eigenen Körpergewicht ausgeführt werden), die leicht zu meistern sind, sowie einigen ebenso einfachen Ernährungsregeln in nur sieben Wochen in Form bringen. Besser noch: Sie brauchen keine teuren Geräte, keine Mitgliedschaft in einem Fitnessstudio oder gar einen Personal Trainer. Sie halten ein Buch in Händen, das kein Geheimnis daraus macht, wie man in Form kommt, sondern das Schritt für Schritt zeigt, wie man seine Wunschfigur erlangt.

Und nun zum absoluten Hit: In diesem Buch wird die perfekte Übung vorgestellt. Das ist ohne Frage das höchste Ziel jedes Körpergewichtstrainings – eine einzige Übung, die nahezu jeden Muskel in Ihrem Körper trainiert und Ihre Figur wirkungsvoller formt als alles, was Sie je ausprobiert haben. Sie ist nichts für schwache Gemüter, aber so viel kann ich Ihnen schon jetzt verraten: Es ist eine Übung, die wir eigens für Sie ausgeklügelt haben. Wir haben sie »J-up« getauft (Sie können schon mal zu Seite 113–114 vorblättern, ich halte hier so lange die Stellung).

Einer Faustregel zufolge dauert es etwa 7 bis 14 Tage, bis man sich an eine beliebige Veränderung des Lebensstils gewöhnt hat, und dieses Buch macht es Ihnen leicht, mit dem Training anzufangen … und erfolg-reich durchzuhalten. Ihr Erfolg hängt von einer regelmäßigen Trainingsroutine ab, die Sie nicht überfordert und somit leicht zur Gewohnheit wird. Sich zum Workout aufzuraffen ist schon schwer genug, auch ohne dass man in aller Herrgottsfrühe aus den Federn muss, um zum Fitnessstudio zu fahren, wo man den Mechanismus komplizierter Geräte beherrschen, sich ein Tagesprogramm überlegen und nebenbei die Mitgliedskarte berappen muss. Stattdessen können Sie ein fantastisches Ganzkörpertraining bequem zu Hause absolvieren und dabei Sprit und kostbare Zeit sparen. Sie brauchen sich auch nicht jede Menge Hanteln, Stangen und DVD-Anleitungen zuzulegen – streng genommen brauchen Sie nur Ihren Körper, eine Klimmzugstange und den einen oder anderen Ball. Dazu kommen wir später bei den Spielen.

Sagte ich SPIELE? Allerdings. Wieso soll Fitnesstraining keinen Spaß machen? Es sollte Spaß sein, denn sonst bringt es Sie nur ins Schwitzen und macht Sie müde und kaputt. Und dann werden Sie nicht regelmäßig und erfolgreich trainieren. Aber dass Sie mich nicht falsch verstehen: Ich mag auch ganz normales Krafttraining (genauso wie Marathonläufe, Triathlon und vieles mehr), doch wem schadet es, am Training auch noch sein Vergnügen zu haben?

Wie ich es geschafft habe

Ich bin der dicke Junge im Sportunterricht, der nicht einen einzigen Klimmzug schafft. Ich bin der 30-jährige übergewichtige Raucher, der schon beim Treppensteigen aus der Puste kommt. Ich bin Ironman-Finisher und Ultramarathonläufer, Fitnessautor und -model.

Ich weiß aus eigener Erfahrung, wie es ist, im Sportunterricht als Letzter in ein Team gewählt, von den Klassenkameraden und dem Lehrer ausgelacht zu werden und sein Übergewicht zu verdrängen, während einen jeder Blick in den Spiegel deprimiert. Bis heute erinnere ich mich lebhaft an meinen Sportlehrer in der Grundschule und meinen Klassenkameraden Fran, der unzählige Klimmzüge schaffte, oder an das Basketballspiel mit Rick, bei dem mir nach wenigen Minuten die Luft wegblieb.

Es war furchtbar, so schlecht in Form und beim Sport immer das Schlusslicht zu sein, während ich all die Freunde beneidete, die vor Kraft nur so strotzten. Mit Mitte 20 hatte ich es endgültig aufgegeben, daran zu glauben, je so fit werden zu können wie sie; ich redete mir ein, sie hätten eben die besseren Gene abgekriegt.

Die schlichte Wahrheit ist: Ich war faul und brachte nicht die Willenskraft auf, aktiv etwas für mein Aussehen zu tun. Es war so viel leichter, Ausflüchte zu finden, als mich anzustrengen, meine Ernährung umzustellen und einen Trainingsplan zu entwickeln. Vor allem aber hatte ich keinen blassen Schimmer, wo ich anfangen sollte. Um Fitnessstudios machte ich einen großen Bogen, weil ich mich für meinen Körper schämte, und ich hatte keine sportlich aktiven Freunde, die mich nachhaltig ermuntert hätten. Das alles änderte sich ab dem Jahr 2000, als ich drei Menschen begegnete, die meinem Leben eine neue Richtung geben sollten.

Dieses Buch ist keine Liebesgeschichte, daher werde ich Ihnen jetzt nicht erzählen, wie ich meine Frau kennenlernte, aber ihr verdanke ich es zu einem guten Teil, dass ich meine Lebensweise umgekrempelt habe. Zunächst einmal war sie vehement gegen das Rauchen, also gehörten Zigaretten ab sofort der Vergangenheit an. Wir lernten uns beim Softball-Spielen kennen, und sie war sehr agil, zeigte Leidenschaft und Ehrgeiz. Es dauerte nicht lange, und ihr Eifer steckte mich an. Statt über meine schlechte Kondition zu jammern, stellte ich mich diesmal der Herausforderung und nahm mir vor, in Form zu kommen. Leider ging ich ziemlich ziel- und planlos vor, und so kämpfte ich in den folgenden Jahren mit dem Jo-Jo-Effekt, sowohl hinsichtlich meiner Fitness als auch meines Gewichts. Als wir heirateten, brachte ich satte 23 Kilo zu viel auf die Waage.

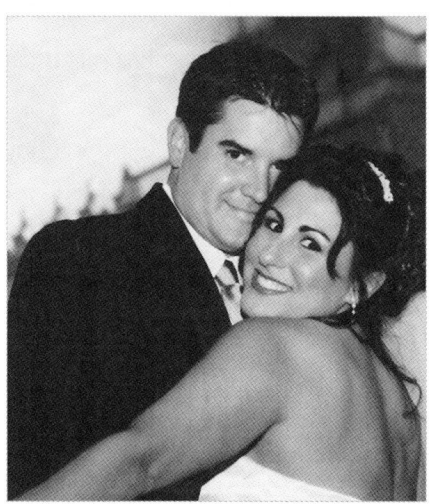

Seine Hochzeitsfotos veranlassten Brett Stewart, sich in Form zu bringen.

Ich sah die Hochzeitsfotos und wusste, es musste etwas geschehen. Ich schwor mir, schlank und fit zu werden, und glücklicherweise hatte ich nun genau die richtigen Freunde dazu. Unter der Woche spielte ich jeden Morgen vor der Arbeit zwei Stunden lang mit Jason Basketball (da Jason 15 Zentimeter größer ist als ich, musste ich schneller werden, um je einen Korb zu werfen). Dreimal die Woche gingen wir in der Mittagspause zu einem Workout nach draußen. Wir nahmen Artikel aus Gesundheitszeitschriften mit und probierten die Übungen aus.

Als wir Mike kennenlernten, einen professionellen Personal Trainer, der bei jedem Training wusste, was aus uns herauszuholen war, bekamen unsere Workouts ein ganz neues Niveau. Mike ermunterte uns, an unsere körperlichen Grenzen zu gehen, und half uns zugleich, unser tägliches Programm zu optimieren. In den letzten Jahren ließen wir uns eine Reihe von Fitnessspielen einfallen, um im Wettbewerb den Spaß an der Sache aufrechtzuerhalten – vom Wettlaufen um einen Ball bis zum Weitwurf eines Medizinballs. Fitnesstraining kann echt Spaß machen, wenn man es spielerisch angeht und zum Freizeitvergnügen macht, das man mit Freunden teilt.

Jason und Mike haben beide zu diesem Buch beigetragen. Zum einen haben sie mich beim Entwerfen der Trainingspläne inspiriert, zum anderen als Versuchskaninchen hergehalten. Ihre Unterstützung war mir stets eine große Hilfe.

Jetzt bin ich 40 Jahre alt und besser in Form als je zuvor. Im Laufe der letzten sechs Jahre habe ich an über 50 Triathlons teilgenommen und es ein, zwei Mal sogar aufs Treppchen geschafft. Es gab Zeiten, in denen ich froh sein konnte, beim Joggen 1, 2 Kilometer durchzuhalten, heute blicke ich auf mehrere erfolgreiche Marathon- und Ultramarathonläufe zurück. Ich bin leistungsfähiger denn je, weil ich meiner Fitness und einer ausgewogenen Ernährung Priorität eingeräumt habe. Dieses Buch kann Ihnen helfen, dasselbe zu erreichen.

Die richtige Investition

Vor ein paar Jahren habe ich mich einer Jogger-Gruppe angeschlossen. Bei einem meiner ersten Läufe trabte ich neben einem Mann her, der ein paar Jahre älter war als ich. Wir gaben ziemlich Gas, und als wir an einigen prächtigen Eigenheimen vorbeikamen, stellte er mir eine seltsame Frage: »Welche von den Hütten hier hältst du für das wertvollste Haus?«

Ich sah mich ein bisschen um und sagte: »Keine Ahnung.« Mit Immobilien kannte ich mich nicht aus, klar war nur, dass alle diese Villen meine Verhältnisse weit überstiegen.

Doch er ließ nicht locker. »Überleg mal: Wenn du jetzt in diesem Moment in eines dieser Häuser investieren könntest, welches würde langfristig den größten Gewinn abwerfen?«

Inzwischen beschlich mich das Gefühl, dass der Mann nicht richtig tickte, also zeigte ich wahllos auf eines der Anwesen und sagte: »Vielleicht das da drüben.«

Einige Minuten lang liefen wir so zügig weiter, und während er noch recht frisch zu sein schien, wurden mir die Beine schwer. Er lief ein wenig langsamer, kam ganz dicht an mich heran und tippte mit dem Finger auf meine Brust. »Dieses Eigenheim«, sagte er, »ist die beste Investition, das ist mehr Geld wert als jedes Haus, jeder Wagen oder Urlaub – die beste Kapitalanlage überhaupt, denn das kriegst du nur einmal.«

Und dann hängte der »alte Knochen« mich ab.

Wenn Sie in Ihren Körper investieren, zahlt sich das aus.

Über dieses Buch

Auch Sie können in 7 Wochen fit und in Form sein, wenn Sie sich ausgewogen ernähren und die Übungen, die hier vorgestellt werden, konsequent durchführen. Nachdem Sie mithilfe der Eingangstests Ihr persönliches Fitnessniveau ermittelt haben, führt Sie dieses Buch durch ein siebenwöchiges Programm, das Ihnen mit Sicherheit dabei helfen wird, abzunehmen, Kraft zu entwickeln, Muskeln aufzubauen und in Form zu kommen. Wenn Sie entschlossen sind, Ihr Ziel zu erreichen, und bereit sind, die nötige Zeit und Anstrengung zu investieren, werden Sie staunen, was Sie erreichen können.

TEIL 1 stellt das Programm vor, erklärt, wie die Kombination der Übungen eine straffe, schlanke Figur erzielt, beantwortet häufig gestellte Fragen und bietet schließlich einen Leitfaden – die wichtigsten Tipps und Tricks – zu einer ausgewogenen Ernährung.

TEIL 2 enthält zwei verschiedene Trainingseinheiten. Bei *Level I* handelt es sich um ein dreiwöchiges Programm für ein mittleres Leistungsniveau zur Kräftigung und Formung Ihres Körpers durch den Aufbau magerer Muskelmasse und eine beschleunigte Fettverbrennung. *Level II* ist ein anspruchsvolles vierwöchiges Programm für Fortgeschrittene, das dazu dient, Ihre Grenzen auszuloten und einen superstarken Rumpf sowie Ganzkörperfitness zu erreichen.

TEIL 3 erklärt Schritt für Schritt sämtliche Übungen des Trainingsplans einschließlich der anfangs erwähnten perfekten Übung – des »J-up«.

Im Anhang finden Sie einen Einsteiger-Trainingsplan für die ersten 3 Wochen, mit dessen Hilfe Sie die korrekte Durchführung aller Grundübungen erlernen können. Er macht Sie – und Ihren Körper – mit den Elementen vertraut, aus denen sich der drei- und der vierwöchige Plan zusammensetzen, also das gesamte siebenwöchige Training, das Sie in Form bringt.

Außerdem finden Sie im Anhang Aufwärm- und Dehnübungen sowie Fitnessspiele.

Während das Buch durchaus eine wirksame Anleitung bietet, um sich vor einem Urlaub oder einer Hochzeit eine »Bikinifigur« oder einen drahtigen Körper anzutrainieren, geht es vor allem darum, dass Sie durch Bewegung und eine ausgewogene Ernährung langfristig gesund und leistungsfähig bleiben. Sobald Sie Ihre Lebensgewohnheiten ändern und in Ihre Fitness investieren, werden Sie sehen, dass sich der Einsatz lohnt – Sie haben mehr Energie, mehr Ausdauer und Kraft. Und nebenbei sehen Sie auch noch fantastisch aus! Wenn Sie das ganze Programm absolviert haben, kann dieses Buch Ihnen dabei helfen, sich noch mehr anzuspornen und neue Ziele zu setzen oder aber mit den Übungen, den Spielen und dem Cardiotraining neue Pläne zu entwickeln beziehungsweise einfach Ihr Fitnessniveau und Ihre Figur zu erhalten. Auf Seite 121–122 unter »Wie Sie Ihre durchtrainierte Figur erhalten« finden Sie weitere Ideen dazu.

Wozu Körpergewichtsübungen?

Ganz einfach: weil sie etwas bringen. Ihr Körper ist das einzige Fitnessstudio, das Sie brauchen. Sicher, manche Studios warten mit imposanten Geräten auf, aber Sie können sie nicht mit nach Hause nehmen. Ihr Körper ist ein tragbares Gerät, eine Hantelbank eher nicht.

Eigengewichtsübungen trainieren auch die Balance, Stabilität und Mobilität und kräftigen Ihre Muskulatur dadurch in einer Art und Weise, die allen Studiogeräten überlegen ist. »Fit« zu sein, bedeutet schließlich, im Alltag oder beim Sport in der Lage zu sein, sämtliche Muskeln einzusetzen, wenn Sie beispielsweise in die Hocke gehen, sich drehen, strecken oder in die Höhe springen. Den Körper mit seinem eigenen Gewicht zu stärken, ist ein natürlicher Vorgang, bei dem die Muskeln durch ganz normale Bewegungen aktiviert werden. Flach auf einer Bank zu liegen, während man eine Stange herunterzieht, kräftigt nicht annähernd so wirkungsvoll den ganzen Körper und sorgt auch nicht für eine durchtrainierte Figur wie korrekt ausgeführte Übungen mit dem eigenen Körpergewicht.

Vor allem aber ist ein solches Training einfach und jederzeit durchführbar. Es ist viel leichter, ein paar Eigengewichtsübungen in einen vollen Terminkalender einzuschieben, als jedes Mal seine Sachen zu packen und zum Studio zu fahren! Je weniger umständlich es ist, ein Workout zu absolvieren, desto eher werden Sie es tun. Bringen Sie dann noch ein paar spielerische Elemente ein, haben Sie beim Training jede Menge Spaß. Unterm Strich ist das Bodyweight-Training viel weniger zeitaufwendig als das Training im Fitnessstudio und darüber hinaus wesentlich wirksamer für die Ganzkörper-Fitness. Und nicht zu vergessen – es kostet nichts.

Bringen Sie sich mit Spaß in Form: Spiele und Cardiotraining

Wenn Sie das hier vorgestellte Programm mit Spielen und Übungen, die den Rumpf oder Core trainieren, und einer ausgewogenen Ernährung kombinieren, macht es Sie schlank und muskulös. Sport und Spiel sowie Cardiotraining, Wurfspiele mit Medizinbällen und Sprints sorgen für eine schnelle Fettverbrennung und sind daher beim Aufbau einer sportlich-attraktiven Figur unverzichtbar.

TOPFORM-TIPP: Die einfachste und wirkungsvollste Core-Übung ist Bewegung an der frischen Luft. Ob Joggen, Springen, Twists oder das Heben von Gewichten, dies alles kräftigt Ihren Core und zugleich Ihren ganzen Körper. Jede Übung in diesem Buch hat eine positive Wirkung auf den Rumpf; um jedoch die geraden Bauchmuskeln zu formen, die alle so sexy finden, muss man diese Muskeln isoliert trainieren.

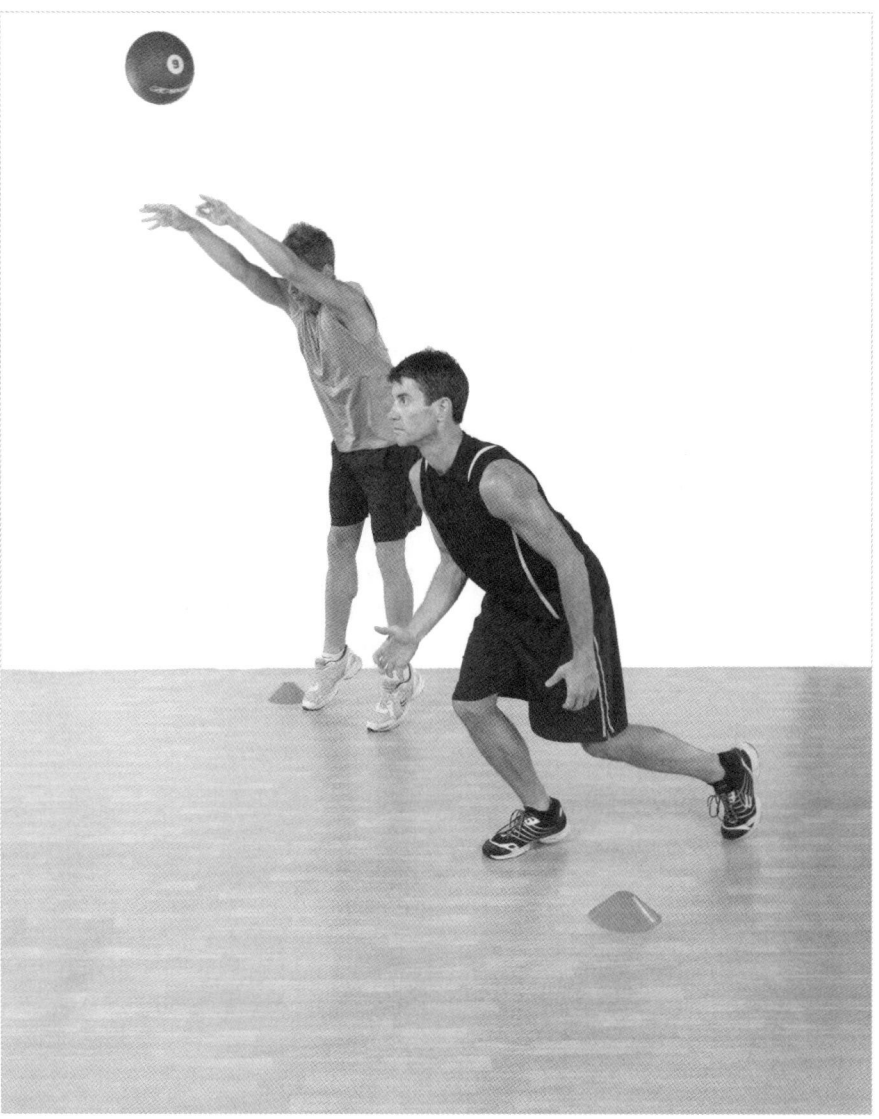

Hot Corner (Seite 143–145) über-
trifft sogar noch jedes Bootcamp-
Workout, da man es jederzeit spielen
kann. Vor allem aber sorgen die Spiele
und Cardioübungen für Spaß am
Training. Wir wissen alle, dass wir
eher bei einer Sache bleiben, wenn
sie uns reizt, nicht wahr? Außerdem
sind Spiele eine wunderbare Herausforderung nicht nur für einen selbst,
sondern auch für Freunde. Je mehr
Sie Ihre sportlichen Aktivitäten mit
anderen teilen, desto weniger können
Sie sich vor Ihrem Training drücken.

Kleine Muskelkunde

Der Trainingsplan und die Spiele in diesem Buch beziehen sämtliche Haupt- und die meisten Nebenmuskelgruppen ein, doch um nicht alle 640 Muskeln einzeln aufzuzählen, unterteilen wir sie in die beiden Gruppen Bewegungsmuskeln oder Movers sowie Rumpf- und Bauchmuskulatur oder Core.

Als Mover bezeichnen wir alle Muskeln, die zum Drücken, Ziehen, Beugen, Strecken oder Kreisen der Gliedmaßen und des Kopfes dienen. Der Core ist der Kernbereich, die Voraussetzung für das Funktionieren der Movers und zuständig für das Drehen und Beugen des Körpers. Je kräftiger der Core, desto ausdauernder und effizienter können die Mover-Muskeln sich bewegen. Der Aufbau eines starken Core ist somit der Schlüssel zur Ganzkörper-Fitness und für einen durchtrainierten, muskulösen Körper unabdingbar.

Im gesamten Buch werden wir uns auf Übungen konzentrieren, an denen mindestens ein Muskel aus diesen beiden Gruppen beteiligt ist. An den meisten wirken jedoch beide Gruppen mit, und an mindestens einer Übung sind alle oben genannten Gruppen beteiligt – im Ernst, ausnahmslos alle.

Movers (Bewegungsmuskeln)

GROSSE BRUSTMUSKELN
Dieses kräftige, fächerförmige Muskelpaar hat den größten Anteil an der Muskelmasse der Brust. Die großen Brustmuskeln sind an den Drehbewegungen und der Beugung der Arme beteiligt, zum Beispiel beim Werfen, Heben, Tapezieren oder bei Liegestützen.

TRIZEPSE Diesen großen Muskel an der Rückseite des Oberarms brauchen wir beim Strecken des Arms. Der Trizeps macht über 50 Prozent der Muskelmasse am Oberarm aus.

DELTAMUSKELN Diese herzförmige Muskelgruppe besteht aus drei verschiedenen Fasertypen (vorderer, mittlerer, hinterer Deltamuskel). Jeder dieser Fasertypen erfüllt eine spezifische Funktion, doch alle zusammen dienen sie zum Heben und Stabilisieren der Arme, wenn diese rotieren.

BIZEPSE Er gehört zur unterstützenden Muskulatur bei Klimmzügen und ist maßgeblich an der Drehung des Unterarms sowie dem Beugen des Ellbogens beteiligt. Achtung: Im Untergriff sind Klimmzüge für den Bizeps wirkungsvoller als im Obergriff.

TRAPEZMUSKELN Diese ebenfalls sehr wichtigen Bewegungsmuskeln werden aufgrund ihrer Form auch Kapuzenmuskeln genannt. Sie gehören zur Oberflächenmuskulatur und erstrecken sich vertikal von der Schädelbasis bis zur Rückenmitte sowie horizontal zwischen den beiden Schultern. Sie dienen vor allem zur Bewegung der Schulterblätter und zur Unterstützung der Arme.

BREITE RÜCKENMUSKELN
Mithilfe des breiten Rückenmuskels – auch als Latissimus bekannt – bewegen wir den Arm zur Körpermitte (Adduktion), indem wir ihn entweder vor (Innenrotation) oder hinter dem Körper (posteriore Schulterextension) zur Körpermitte führen. Er ist auch am beidseitigen Strecken und Beugen (Lateralflexion) der Lendenwirbelsäule beteiligt.

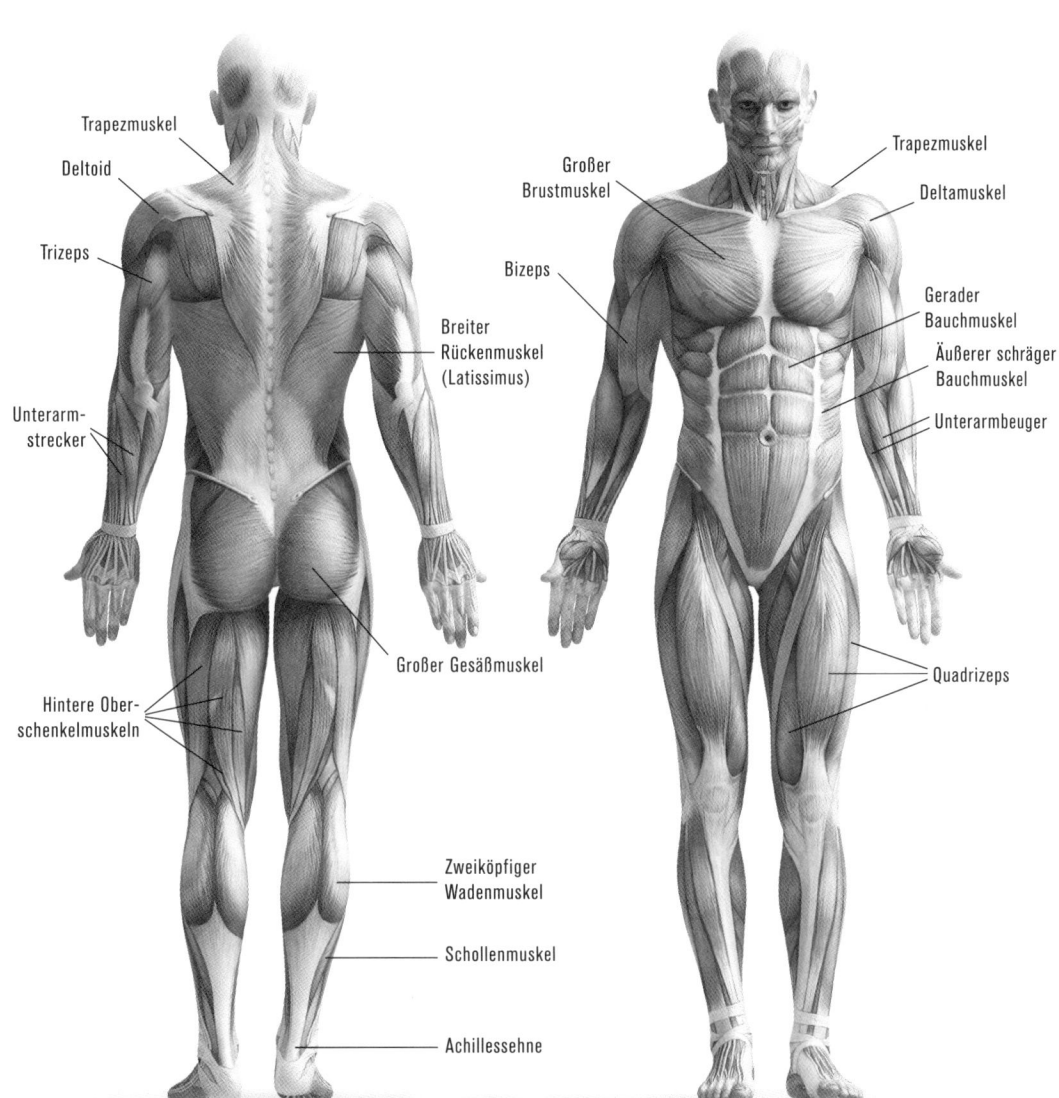

Trapezmuskel

Deltoid

Trizeps

Breiter
Rückenmuskel
(Latissimus)

Unterarm-
strecker

Großer Gesäßmuskel

Hintere Ober-
schenkelmuskeln

Zweiköpfiger
Wadenmuskel

Schollenmuskel

Achillessehne

Großer
Brustmuskel

Bizeps

Trapezmuskel

Deltamuskel

Gerader
Bauchmuskel

Äußerer schräger
Bauchmuskel

Unterarmbeuger

Quadrizeps

DIE WICHTIGSTEN MUSKELGRUPPEN

BEUGE- UND STRECKMUS-
KELN DES UNTERARMS

Zwischen Ellbogen und Handgelenk
befinden sich eine Reihe Muskeln,
darunter die Beuge- und Streckmus-
keln der Finger, der Brachioradialis
(er beugt die Ellbogen), die Einwärts-
dreher, welche die Handfläche nach

unten drehen, und die Auswärtsdreher, welche sie nach oben drehen. Mit diesen Muskelgruppen greift man beispielsweise bei einem Klimmzug die Stange.

GROSSER GESÄSSMUSKEL Dieser Muskel macht den größten Teil des Gesäßes aus. Ihm verdanken wir, dass wir aufrecht stehen und uns aus der Hocke erheben können, und er hat wesentlichen Anteil an den meisten Beinbewegungen wie der Adduktion und der Rotation.

QUADRIZEPS Hierbei handelt es sich um eine große Gruppe von vier Muskeln an der Vorderseite des Oberschenkels. Sie bilden die kräftigste, magerste Muskelmasse am ganzen Körper. Diese Muskeln strecken das Kniegelenk und haben entscheidenden Anteil am Gehen, Laufen, In-die-Hocke-Gehen und Springen.

HINTERE OBERSCHENKEL-MUSKELN Diese Gruppe an der Rückseite des Oberschenkels besteht aus vier Muskeln, die am Beugen der Knie und Strecken der Hüfte einen wesentlichen Anteil haben. Im Zusammenspiel mit dem Quadrizeps befähigen sie uns zum Gehen, Laufen und Springen und sorgen für Stabilität in Hüfte und Knie.

WADENMUSKELN Sie setzen sich aus dem zweiköpfigen Wadenmuskel und dem Schollenmuskel zusammen. Dank ihrer Verbindung mit der Achillesferse können wir den Knöchel drehen, spannen und stabilisieren sowie gehen, laufen und springen.

Core

Dieser Begriff bezieht sich auf den Teil des Rumpfs, der sich aus den geraden Bauchmuskeln, die das »Sixpack« bilden, den schrägen und den quer verlaufenden Bauchmuskeln sowie den Rückenstreckern zusammensetzt. Alle funktionellen Bewegungen des gesamten Körpers gehen von diesem Bereich aus – beim Sport und Turnen ebenso wie bei der Stabilisierung des Körpers im Sitzen oder Stehen. Ein leistungsstarker Core ist für echte Fitness unverzichtbar: Nur auf dieser soliden Grundlage können Sie Ihre Kraft auch entfalten.

5-SEKUNDEN-BAUCHMUSKELTRAINING

Selbst im Auto, im Büro, auf dem Zahnarztstuhl oder wo auch immer kann man seine Bauchmuskeln anspannen, so als erwarte man einen Schlag in die Magengrube. Atmen Sie aus und halten Sie die Anspannung 3 bis 5 Sekunden lang, und zwar so oft wie möglich. Mit dieser isometrischen Übung können Sie Ihre Bauchmuskeln auch zwischen den Workouts auf Hochspannung bringen. Das ist ganz einfach, und Sie müssen dafür nicht einmal Ihre Sportsachen anziehen.

Häufig gestellte Fragen

F. Ist es möglich, mir nur meine Rettungsringe abzutrainieren?

A. Ja, allerdings vielleicht nicht so, wie Sie glauben. Ihre Rettungsringe werden Sie am besten los, indem Sie durch Eigengewichtsübungen den ganzen Körper trainieren. Sie wollen Ihre Bauchmuskeln in Form bringen? Dann trainieren Sie Arme, Rücken, Schultern und Beine … und Ihre Bauchmuskeln werden es Ihnen danken.

F. Kann ich meine Bauchmuskeln nicht einfach mit Crunches in Form bringen?

A. Sie können von morgens bis abends Crunches machen und immer noch keinen durchtrainierten Rumpf vorzuzeigen haben. Wenn Sie nicht Ihren ganzen Körper einsetzen, können Sie ewig auf Ihr Sixpack warten.

F. Früher hieß es immer, dass man sich vor dem Training dehnen soll, aber in letzter Zeit habe ich des Öfteren gelesen, man solle sich erst aufwärmen, bevor man die Muskeln dehnt. Was stimmt denn nun?

A. Entsprechende Untersuchungen in den letzten Jahren haben belegt, dass man sich immer vor dem Training aufwärmen und hinterher dehnen sollte. Lesen Sie mehr über Aufwärm- und Dehnübungen auf Seite 123–133.

F. Stimmt es, dass Eigengewichtsübungen die Muskeln weniger stark anwachsen lassen als vergleichbare Übungen mit Geräten?

A. Wenn es Ihnen darum geht, eine möglichst große, muskelbepackte Brust zu bekommen, indem Sie eine Stange mit immer mehr Gewichten beladen und endlos Bankdrücken üben, dann ist das hier vermutlich das falsche Buch für Sie. Ich gebe nur zu bedenken: Sie können sich eine noch so breite Brust, noch so muskulöse Arme und Beine antrai-

nieren und trotzdem nicht fit genug sein, um die komplexen Bewegungsabläufe zu meistern, welche die meisten Sportarten erfordern. Mit Eigengewichtsübungen bauen Sie Ihren ganzen Körper auf und werden schließlich ein rundum stärkerer, schnellerer und gesünderer Mensch. Sie werden staunen, wie viel größer Ihre Muskeln aussehen, wenn Sie insgesamt in Form sind.

F. Kann ich täglich ein Ganzkörper-Workout absolvieren?

A. Nein, Ihr Körper braucht Zeit, um sich zu erholen und zu regenerieren. Wenn Sie Krafttraining machen, wie zum Beispiel Klimmzüge, entstehen dabei winzige, harmlose Muskelfaserrisse, die während der Ruhetage heilen. Das führt dazu, dass der Muskel stärker wird und klarer definiert aussieht. Falls Sie den Muskeln keine Zeit zum Heilen lassen, riskieren Sie Verletzungen durch Überbeanspruchung und können womöglich gar nicht mehr trainieren. Fortgesetzte Wiederholung eines Bewegungsablaufs ohne die nötigen Ruhepausen wird früher oder später zu Verletzungen führen. Prägen Sie sich deshalb diesen Satz gut ein: »Um Ihren Körper zu stärken und in Form zu bringen, ist Ruhe ebenso wichtig wie Training.« Danach sollten Sie sich richten.

F. Was ist, wenn ich nicht alle in einem Workout vorgesehenen Sätze schaffe?

A. Die Zahl der Wiederholungen ist für das jeweilige Workout nur eine Richtschnur und Zielvorgabe, keine Vorschrift. Ich verspreche Ihnen, dass Sie kein Knöllchen bekommen, nur weil Sie die letzten 2 Klimmzüge ausgelassen haben. Die Zahl an Wiederholungen, die Sie sauber ausführen können, ist das richtige Maß. Wenn Sie schlappmachen, signalisiert Ihnen Ihr Körper, dass es reicht. Haben Sie trotzdem noch ein bisschen Sprit im Tank, dann machen Sie 1, 2 Minuten Pause und versuchen Sie dann, den Satz zu Ende zu bringen. Wenn Sie Schmerzen haben oder sich benommen fühlen, ist es Zeit aufzuhören. Ein paar Wiederholungen weniger bei einem Workout sind wahrlich kein Grund, sich zu schämen – denken Sie positiv und machen Sie nach einem Ruhetag mit frischer Kraft weiter.

Wenn Sie über 30 Prozent der Wiederholungen ausgelassen haben, schlage ich vor, nach einer Ruhe- und Erholungspause dasselbe Workout noch einmal auszuführen. Sind es dagegen nur 1, 2 Wiederholungen, die Sie auslassen mussten, können Sie zum nächsten Workout gehen. Machen Sie sich nur selbst nichts vor – bleiben Sie im Rahmen Ihrer Möglichkeiten, werden Sie nach und nach stärker, bis Sie schließlich das ganze Workout meistern.

F. Wie schnell sollte ich die Übungen ausführen?

A. Einige Übungen werden zwar auf Zeit ausgeführt, doch als Faustregel sollten Sie sich an ein mittleres Tempo halten. Hören Sie auf Ihren Körper; mit ein wenig Erfahrung werden Sie selbst spüren, was zu schnell oder zu langsam ist. Falls Sie die Bewegungen gerade erst erlernen, lassen Sie sich genügend Zeit, um sie korrekt auszuführen. Ein paar Übungen wie Sprints und Tabata-Intervalle erfordern 90-prozentigen Einsatz und ein hohes Tempo, doch dazu kommen wir noch, wenn wir das Trainingsprogramm im Einzelnen behandeln.

F. Wie sollte ich bei den Übungen atmen?

A. Bei den meisten Übungen beschreiben wir, wann ein- und wann ausgeatmet wird, doch in der Regel sollten Sie im Moment der größten Anstrengung (Drücken, Ziehen etc.) aus- und danach einatmen. Bei einigen der schnellen Übungen spielt die Atmung eine wesentliche Rolle; achten Sie also darauf, gleichmäßig zu atmen und während eines Satzes nie die Luft anzuhalten.

F. Anfangs habe ich das Training gut geschafft, aber seit einer Weile werden mir die vorgeschriebenen Wiederholungen zu viel. Wieso?

A. Zu Beginn eines neuen Trainingsplans macht Ihr Körper einige Veränderungen durch, aber dann gewöhnt er sich an die Workouts und Sie erreichen ein Plateau. Dieser Trainingsplan wurde so entwickelt, dass ein Plateau-Effekt vermieden wird – dazu dienen etwa die Wechsel der Dauer, der Intensität und der Übungen während der 7 Wochen. Folgen Sie dem Plan, so gut Sie können. Sollten Sie dennoch in eine Plateauphase geraten, machen Sie einfach weiter; früher oder später geht es nach dem Stillstand wieder voran. Denken Sie aber daran, es nicht zu übertreiben und zwischen den Workouts die nötigen Ruhepausen einzulegen.

F. Ist es normal, wenn man nach jedem Workout Muskelkater hat?

A. Bei Anfängern oder auch, wenn Sie gerade den Plan gewechselt haben oder neue Bewegungen ausprobieren, ist Muskelkater normal. Nach einer Weile sollte er aber verschwinden; es ist jedenfalls nicht normal, nach jedem Workout Muskelkater zu haben. Falls das Problem anhält, sollten Sie zwischen den Workouts mehr Ruhetage einlegen.

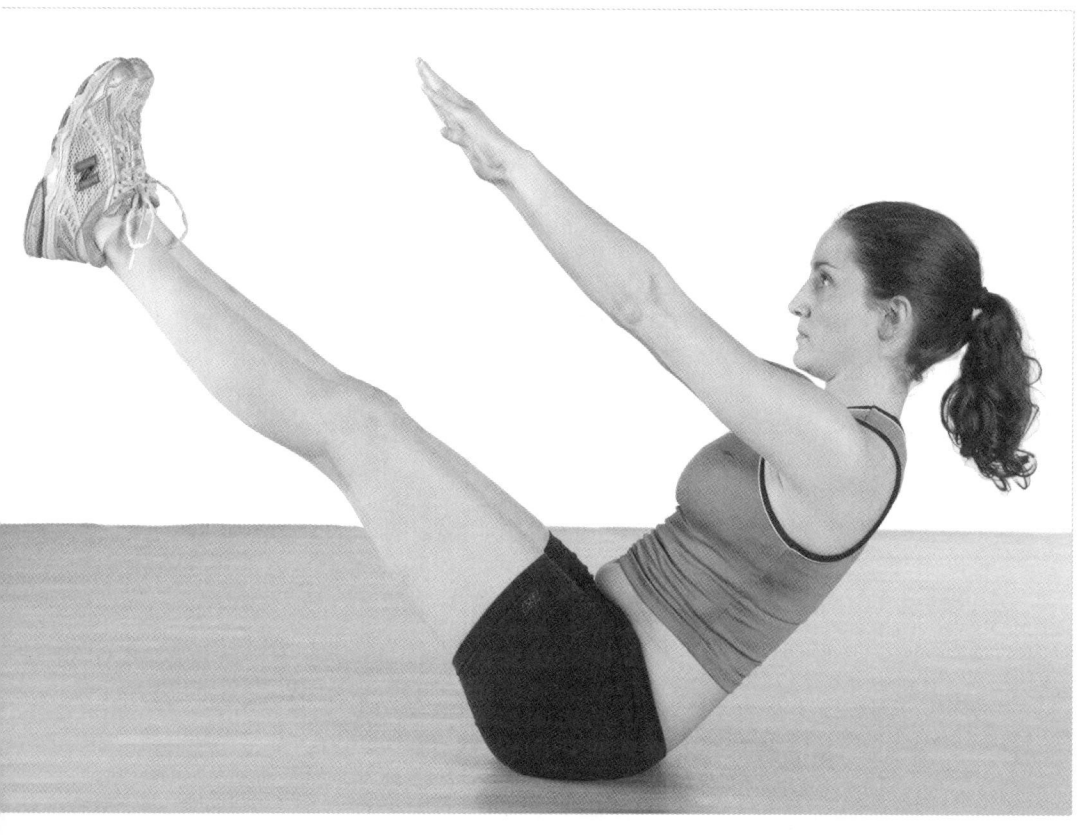

F. Führt Ganzkörpertraining bei Frauen zu Muskelbergen?

A. Die Eigengewichtsübungen in diesem Buch wurden so zusammengestellt, dass Männer wie Frauen damit eine schlanke, durchtrainierte Figur bekommen. Im Allgemeinen verfügen Frauen nicht über die Hormone, die für den Aufbau großer, stark definierter Muskeln erforderlich sind. Vielmehr kurbelt das Ganzkörpertraining sowohl bei Frauen als auch bei Männern den Stoffwechsel an, strafft durch die erhöhte Fettverbrennung das Muskelgewebe, verlangsamt (besonders bei älteren Menschen) den Muskelschwund und setzt dadurch die Verletzungsgefahr herab.

F. Nimmt man durch dieses Workout ab?

A. Die Verbindung von Krafttraining mit dem eigenen Körpergewicht mit Herz-Kreislauf-Training – etwa in Form von Supersätzen (vielen Übungen ohne Pause hintereinander), Tabatas (20 Sekunden intensives Training, gefolgt von 10 Sekunden Ruhe) oder Sprints bei den Fitnessspielen – ist die wirksamste Methode zum Abnehmen. In Kombination mit einer ausgewogenen Ernährung bringen Sie Ihren Stoffwechsel mit nur 20 Minuten Training pro Tag auf Trab, verbrennen überschüssiges Fett und bekommen eine schlanke, straffe Figur.

F. Welche Tageszeit empfehlen Sie für diese Übungen?

A. Das liegt ganz bei Ihnen. Ich persönlich liebe es, mich mit einem tollen Training frühmorgens für den Rest des Tages in Schwung zu bringen, doch ursprünglich habe ich dieses Programm in meiner Mittagspause im Park entwickelt. Nach dem Workout und einer kurzen Dusche im Fitnesscenter hatte ich für meine Arbeit am Nachmittag mehr Energie als am Morgen. Die im Buch vorgestellten Übungen sind so ausgewählt, dass Sie sie fast überall durchführen können, daher sollten Sie selbst entscheiden, wann sie am besten in Ihren Tagesablauf passen. Sie können morgens nach dem Aufstehen einige Übungssätze einlegen oder auch abends, wenn die Kinder im Bett sind.

F. Kann ich andere Workouts mit diesem Trainingsplan kombinieren?

A. Ein Sportler, der sein Training auf seine Sportart abstimmt, sollte die Workouts in diesem Buch als Ergänzung verstehen. Falls Sie jedoch hoffen, in kürzerer Zeit fit und kräftig zu werden, indem Sie an den »Ruhetagen« zusätzliche Workouts einlegen, dann laufen Sie Gefahr, Ihre Muskeln zu überlasten. Ohne Ruhe und Erholung können diese nicht wachsen. Die besten Ergebnisse werden Sie daher erzielen, wenn Sie 7 Wochen lang nur dieses Trainingsprogramm ausführen. Falls Ihnen dieses Programm dazu dient, das Erreichte zu erhalten, könnten Ihnen die Ratschläge unter der Überschrift »Wie Sie Ihre durchtrainierte Figur erhalten« auf Seite 121–122 eine Hilfe sein.

F. Wie kann ich die Spiele für den Muskelaufbau nutzen?

A. Eigentlich sind sämtliche Spiele fantastische Workouts, um in Form zu kommen, und sie können (wie zum Beispiel die Sprints mit dem Medizinball) an Trainingstagen oder zur Ergänzung am Wochenende als Cardiotraining dienen. Auch wenn sie schweißtreibend sind, machen diese Spiele Spaß. Ich habe sie bei der Vorbereitung auf meinen ersten Ironman-Triathlon als Teil meines Crosstrainings entwickelt.

F. Wie lautet Ihr bester Rat an jemanden, der mit Ihrem Programm beginnen will?

A. Widmen Sie dem Training die Zeit und Mühe, die nötig sind, um es korrekt auszuführen. Oft kann es hilfreich sein, sich mit ein, zwei Leuten zusammenzutun (so haben wir dieses Programm entwickelt!), um am Ball zu bleiben und durchzuhalten. Tragen Sie die Workout-Tage in Ihren Terminkalender ein oder richten Sie auf Ihrem Computer oder Smartphone eine Erinnerung ein. Sie können es auch so machen wie Jason und ich – halten Sie sich jeden Tag die Mittagspause von 12 bis 13 Uhr für Ihr ungestörtes Training frei.

Ausgewogene Ernährung

Eigentlich ist es recht einfach, sich ausgewogen zu ernähren, wir werden nur unablässig mit Werbung für ungesundes Essen bombardiert, und im Allgemeinen denken wir kaum darüber nach, was wir Tag für Tag in uns hineinstopfen. Natürlich sind wir alle ziemlich beschäftigt, aber wenn wir ein bisschen besser planen, statt nur dem Appetit zu folgen, bewahren wir uns schon vor richtig ungesunden Essgewohnheiten.

Die Umstellung auf eine ausgewogene Ernährungsweise erfordert gewisse Grundkenntnisse über den Nährwert der Lebensmittel sowie etwas Planung. Der Körper besitzt eine große Anpassungsfähigkeit und versucht, sämtliche Mängel auszugleichen. So simpel es klingen mag – mit einer gesunden, ausgewogenen Ernährung machen Sie es Ihrem Körper viel leichter, Höchstleistung zu erbringen. Hier sind meine zehn wichtigsten Tipps, wie Sie Ihr tägliches Essverhalten ganz schnell selbst einschätzen und verbessern können.

TIPP 1: FÜHREN SIE 1 WOCHE LANG EIN ERNÄHRUNGSTAGEBUCH.

Schreiben Sie 7 Tage lang – oder auch länger – alles, was Sie zu sich nehmen, einschließlich Wasser, auf, damit Sie sich Ihre Essgewohnheiten vor Augen führen können. Notieren Sie dabei auch die Zeit, die Menge und – auf einer Skala von 1 bis 10 – wie viel Hunger Sie hatten. Halten Sie Ihre körperlichen Aktivitäten für diesen Tag fest; normalerweise besteht ein Zusammenhang zwischen Anstrengung und Hunger. Je mehr Sie in Ihr Tagebuch schreiben, desto genauer kristallisieren sich Ihre Gewohnheiten heraus.

TIPP 2: HUNGERN SIE NICHT.

Wenn der Magen knurrt, ist die Gefahr groß, dass wir zu viel oder etwas Ungesundes essen – der Hunger verleitet dazu, nicht auf den Gesundheitswert eines Snacks oder einer Mahlzeit zu achten oder sich zu viel auf den Teller zu laden. Mit mehreren kleinen, über den Tag verteilten Mahlzeiten kommen Sie dem Magenknurren zuvor und verhindern, dass Sie Ihre eigenen Essensregeln sabotieren.

TIPP 3: VERBRINGEN SIE MEHR ZEIT IN DER GEMÜSE- UND OBSTABTEILUNG DES SUPERMARKTS.

Frisches Gemüse zuzubereiten kostet Sie ein wenig mehr Mühe, als an der Bude Fritten zu holen, doch das eine verhilft Ihnen zu einem gesunden Körper, das andere zu Rettungsringen. Versuchen Sie es einfach mal mit frischem Obst zum Müsli oder Frühstücksbrötchen und für den kleinen Hunger zwischendurch mit einem Apfel statt eines Schokoriegels.

TOPFORM-TIPP: Halten Sie sich beim Einkaufen mehr an die Abteilungen nahe dem Eingangsbereich, denn dort sind meist die verderblichen Nahrungsmittel (zum Beispiel die ohne künstliche Konservierungsstoffe) untergebracht, während Sie im Innenbereich eher Konserven und andere Fertigkost vorfinden. Achten Sie bewusst darauf, wo Sie sich am meisten aufhalten und woher Sie den Großteil Ihrer Kalorien beziehen. Die Faustregel: Wenn Sie überwiegend im Innenbereich Ihres Supermarkts einkaufen, müssen Sie Ihre Ernährung umstellen.

TIPP 4: MACHEN SIE EIN FOTO VON IHREM ESSEN UND TRINKEN SIE VOR DER MAHLZEIT. Das hilft Ihnen dabei, sich zu erinnern, was und wie viel Sie wann gegessen haben. Wenn Sie richtig Hunger haben, übersehen Sie leicht all die zusätzlichen Kalorien aus dem Käse, den Würzsaucen, dem Speck und dergleichen. Wenn Sie etwas aus einer Packung mit einer Nährstoff- und Zutatenliste verzehrt haben, fotografieren Sie auch die. Um ausgewogen und gesund zu essen, müssen Sie den Nährwert Ihrer Lebensmittel kennen. Mithilfe dieser Packungsangaben können Sie Ihre Zufuhr an Eiweiß, Kohlenhydraten, Fett und Kalorien kontrollieren.

TIPP 5: TRINKEN SIE MEHR WASSER. Limonade, Cola, Energygetränke und Bier schmecken gut und begleiten uns durch den ganzen Tag. Leider machen sie auch einen Großteil unserer täglichen Kalorienzufuhr aus. Wenn Sie im Internet nachsehen, werden Sie feststellen, dass ein Amerikaner im Durchschnitt pro Tag 400 Kalorien in Form von zuckerhaltigen Getränken zu sich nimmt, der Deutsche etwa dieselbe Menge, nur mit einem höheren Anteil an Bier. Diese knapp 150 000 überflüssigen Kalorien pro Jahr können sich in bis zu 16 Kilogramm Gewichtszunahme niederschlagen. Und hier die gute Nachricht: Wenn Sie bei Ihrer täglichen Flüssigkeitsaufnahme auf zuckerhaltige Getränke und insbesondere Bier verzichten und stattdessen täglich 2 bis 3 Liter eisgekühltes Wasser trinken, profitieren Sie davon in mehrfacher Weise:

- Sie sparen täglich mehrere hundert Kalorien (sowie chemische Zusätze) ein.

- Sie verbrennen mehr Kalorien (Teil 1): Ihr Körper strengt sich an, um das Wasser auf Ihre normale Körpertemperatur zu bringen.

- Sie verbrennen mehr Kalorien (Teil 2): Je hydrierter Sie sind, desto öfter müssen Sie Wasser lassen, und jedes Mal sind Sie gezwungen, vom Schreibtisch aufzustehen und die Toilette aufzusuchen.

- Sie regulieren Ihren Blutdruck und sorgen für den Transport der Nährstoffe sowie für reibungslose Körperfunktionen.

TOPFORM-TIPP: Eiweiß, auch Protein genannt, bildet unsere magere Muskelmasse. Die empfohlene Proteinzufuhr für eine gesunde Ernährung beträgt 0,8 Gramm pro Kilogramm Körpergewicht. Für eine durchtrainierte, muskulöse Figur benötigen Sie 2 Gramm mageres Eiweiß pro Kilogramm Ihres Wunschgewichts. Folglich müssen Sie Ihre Mahlzeiten und Zwischenmahlzeiten zunächst einmal nach dem Proteingehalt planen, denn diese mageren Proteine werden ungefähr 50 Prozent Ihrer täglichen Kalorienzufuhr ausmachen. Mehr zu diesem Thema auf Seite 121, »Essen, um schlank zu werden – und es zu bleiben«.

TIPP 6: ESSEN SIE VOLL-WERTIGE NAHRUNGS-MITTEL.

Je weniger industriell verarbeitete Nahrungsmittel Sie zu sich nehmen, desto gesünder werden Sie sein. Bei Fleisch, Fisch, Geflü-gel, Gemüse, Früchten, Nüssen und Kernen kommen Sie ohne Nährwert-angaben aus, weil man auch so weiß, was drin ist. Ich möchte hier nicht zu einer radikalen Diät raten, doch eine Ernährung nach dem Paläo-Prinzip (auch Steinzeiternährung genannt) hat vielen Menschen erfolgreich dabei geholfen, gesünder und schlank zu werden. Ich schlage einen Mittelweg vor: weniger industriell verarbeitete Lebensmittel als bisher und mehr voll-wertige Nahrungsmittel. Falls Sie sich vegetarisch oder glutenfrei ernähren, müssen Sie die entsprechenden diäte-tischen Einschränkungen berücksich-tigen.

TIPP 7: VERMEIDEN SIE ÜBERFLÜSSIGE KALORIEN, WENN SIE ESSEN GEHEN.

Bei Ihren häuslichen Mahlzeiten ken-nen Sie die Zutaten genau. Gehen Sie dagegen in ein Restaurant, können Sie kaum beurteilen, wie viel versteckte Kalorien auf Ihren Teller kommen. Butter, Salz, Zucker und Dressing können zusammengenommen die an sich gesunde Mahlzeit, die Sie bestellt haben, in eine wahre Kalori-enbombe verwandeln. Lassen Sie sich das Dressing separat servieren und Fleisch oder Gemüse im eigenen Saft, ohne Saucen oder Butter zubereiten. Treffen Sie auf der Speisekarte eine gesunde Wahl und sorgen Sie mithilfe Ihres Kellners oder Ihrer Kellnerin dafür, dass sie auch gesund bleibt. So einfach ist das. Sollten Sie nichts Gesundes finden, nehmen Sie einen Salat mit viel Gemüse (durchaus auch mit etwas Hühnchen) und lassen Sie sich das Dressing separat servieren. Manchmal ist es besser, nur einen Salat zu essen, nicht ganz satt zu wer-den und zu Hause noch eine gesunde Kleinigkeit zu sich zu nehmen.

TIPP 8: MISTEN SIE IHRE KÜCHE AUS.

Als Erstes sollten Sie sämtliche ungesunden Snacks und Knabbereien aus Ihrem Haushalt verbannen – was nicht da ist, können Sie auch nicht naschen. Sie mögen ja durchaus willensstark sein, doch wenn Sie Heißhunger haben und eine Chipstüte erspähen, führen Sie sich völlig unnötig in Versuchung. Dage-gen wirkt es Wunder, eine Schale Obst irgendwohin zu stellen, wo Sie sie ständig vor Augen haben und auf dem Weg nach draußen eine Frucht schnappen können. Zudem bekommen Sie ein schlechtes Gewissen, wenn Sie Geld dafür ausgegeben haben und die Früchte verfaulen lassen. Sellerie und Möhren halten sich im Kühl-schrank sogar noch länger als Obst und sind immer ein guter Happen für zwischendurch. Eine Handvoll Nüsse mit getrockneten Preiselbeeren oder Studentenfutter sind der richtige Brennstoff für Ihren Körper und beu-gen dem Heißhunger auf Süßes vor.

TOPFORM-TIPP: Füllen Sie den Kühlschrank, halten Sie andere Vorräte in Grenzen. So wie Sie im Supermarkt den Innenbereich meiden und die Waren in der Nähe des Eingangsbereichs bevorzugen sollten, lohnt es sich, Ihren Kühl- und Vorratsschrank zu durchforsten. Die meisten Kalorien sollten aus dem Kühlschrank und dem Tiefkühlfach kommen.

TIPP 9: PLANEN SIE DEN SNACK FÜR ZWISCHENDURCH GENAUSO WIE DIE MAHLZEITEN.

Ein Snack muss durchaus keine »Sünde« sein, die Sie hinterher bereuen. In Wirklichkeit spielen Zwischenmahlzeiten als »Treibstoff« für Ihren Körper im Tagesverlauf sogar eine wichtige Rolle. Wussten Sie, dass Ihr Körper mehr Kalorien verbrennt, während er Nahrung verdaut, als bei leerem Magen? Snacks füllen die Pausen zwischen den Mahlzeiten und sorgen dafür, dass Ihr Körper den ganzen Tag damit beschäftigt ist, Kalorien zu verbrennen. Planen Sie Ihre Zwischenmahlzeiten, indem Sie etwas Obst mit zur Arbeit oder zu anderen Aktivitäten nehmen. Müsli, Nüsse und Trockenfrüchte passen in jede Tasche. Auch bei Müsli- und Energieriegeln gibt es gesunde Varianten, aber lesen Sie auf der Verpackung nach, welchen Nährwert und wie viele Kalorien sie enthalten. Wenn Sie gelegentlich einen Mahlzeitenersatzriegel essen, sollte er auch wirklich eine Mahlzeit und nicht einen Imbiss ersetzen. Wenn Sie stets gesunde Alternativen zur Hand haben, fällt die Wahl ganz leicht.

TIPP 10: AUSGEWOGENHEIT IST ALLES.

Um aktiv zu bleiben, schlank zu werden und ein hohes Energieniveau zu halten, müssen Sie jeden Tag genügend Makro- und Mikronährstoffe und dazu reichlich Wasser zu sich nehmen. Zu den Makronährstoffen zählen Fette, Proteine und Kohlenhydrate, zu den Mikronährstoffen Vitamine und Mineralstoffe. Der menschliche Körper benötigt Vitamine, um seine komplexe Chemie einschließlich des Verdauungs- und des Nervensystems zu regulieren. Mineralstoffe sind die Bausteine für stabile Knochen und das Herz-Kreislauf-System. Fleisch, Obst und Gemüse enthalten reichlich Vitamine und Mineralstoffe, die Ihr Körper täglich braucht.

Bevor Sie anfangen

Wer dieses Programm erfolgreich absolvieren will, muss sich der Herausforderung wirklich stellen wollen und seine Grenzen richtig einschätzen. Vor dem Beginn eines neuen Trainingsprogramms empfiehlt sich außerdem ein Arztbesuch, um sicherzugehen, dass man für ein Kraft- und Konditionstraining gesund genug ist.

Führen Sie das Trainingsprogramm in diesem Buch in Ihrem eigenen, an Ihr persönliches Fitnesslevel angepassten Tempo aus. Wenn Sie nach einem Workout vollkommen erschöpft sind und starken Muskelkater haben, nehmen Sie sich eine Auszeit von 2, 3 Tagen. Sollten Schmerzen und Unwohlsein länger anhalten, sollten Sie fachlichen Rat einholen.

Es liegt in der Natur eines Ganzkörper-Workout-Programms, dass Sie Ihr gesamtes Körpergewicht heben, drücken und stemmen. Achten Sie daher auf körperliche Einschränkungen wie etwa schwache oder verletzungsanfällige Gelenke. Es ist viel wichtiger, auf etwaige Verletzungen Rücksicht zu nehmen, als sämtliche Übungen in einer bestimmten Zeit zu absolvieren. 7 Wochen sind optimal, um in Form zu kommen, aber nicht, wenn Sie Warnsignale ignorieren und sich verletzen.

Bei einigen Bewegungen müssen Sie Ihr Körpergewicht an Stangen, Bänken, Stühlen oder anderen Gegenständen hochziehen oder stemmen. Sorgen Sie dafür, dass sämtliche Hilfsobjekte, die Sie verwenden, das Doppelte Ihres Körpergewichts tragen können. Gehen Sie umsichtig vor und machen Sie sich mit Ihrer Trainingsausrüstung vertraut. Achten Sie darauf, für Ihre Bewegungen genügend Platz zu haben, damit Sie nicht anstoßen oder über etwas stolpern.

Aufwärmen und Dehnen

Es ist unerlässlich, sich vor jeder sportlichen Aktivität aufzuwärmen und jedes Workout mit Dehnübungen abzuschließen. Bitte beachten Sie, dass Aufwärmen und Dehnen zwei vollkommen verschiedene Dinge sind: Vor dem Dehnen sollte man sich zunächst aufwärmen, um die Muskeln geschmeidiger und somit dehnbarer zu machen. Wärmen Sie sich aber nicht durch Dehnen auf; kalte Muskeln sollte man nicht drücken, ziehen und strecken. Stellen Sie sich ein Gummiband vor, das Sie aus dem Tiefkühlfach holen; wenn Sie es in die Länge ziehen, bevor es sich genügend erwärmt hat, reißt es. Wenn Sie kalte Muskeln dehnen, riskieren Sie Muskelzerrungen oder gar Verletzungen der Gelenke, deren Funktion von den entsprechenden Muskeln abhängt.

Ebenso wichtig ist eine höhere Körpertemperatur vor dem Beginn der eigentlichen Übungen. Eine gute Aufwärmphase sollte langsam die Körpertemperatur im Core anheben sowie die Herz- und Atemfrequenz beschleunigen. Bevor Sie sich ins Workout stürzen, müssen Sie für eine verstärkte Durchblutung sämtlicher betroffener Körperteile sorgen, damit ausreichend Sauerstoff und Nährstoffe in die Muskeln gelangen, die Sie trainieren wollen. Darüber hinaus erweitert das Warm-up den Bewegungsspielraum Ihrer Gelenke.

Nicht zuletzt dient die Aufwärmphase dazu, sich mental auf das Training einzustimmen und die Körperwahrnehmung zu erhöhen. Sie haben sicher schon davon gehört, dass man, wenn man meditiert, ganz im Hier und Jetzt verweilt. Dasselbe gilt für einen anspruchsvollen Trainingsplan. Wenn

Sie voll und ganz bei der Sache sind, führen Sie Ihre Übungen besser aus und beugen Verletzungen vor.

Zum Aufwärmen eignen sich lockere Bewegungen wie Gehen, Joggen, Fahrradfahren auf dem Heimtrainer oder Hampelmann; 5 bis 10 Minuten sind genug. Die empfehlenswerte Dauer hängt von der Aktivität und Ihrer individuellen Fitness ab, doch als Faustregel gilt, dass Sie in der Aufwärmphase ein wenig ins Schwitzen kommen sollten. Sie wollen Ihren Körper schließlich nur vorbereiten, nicht erschöpfen.

Das Aufwärmen sollte in folgenden Phasen erfolgen:

- **SANFTE MOBILISIE-RUNG:** leichte Übungen, bei denen Ihre Gelenke sich ungehindert bewegen können, wie etwa Armheben im Stand, Arm-Schulter-Kreisen, Kopfkreisen und Rumpfdrehen.

- **BESCHLEUNIGUNG DER HERZFREQUENZ:** sanfte, langsam gesteigerte aerobe Übungen wie Hampelmann, Seilspringen oder Laufen auf der Stelle.

- **SPEZIFISCHE MOBILI-SIERUNG:** In dieser Phase werden die Gelenke und Muskeln mobilisiert, auf die das Training abzielt. Führen Sie dynamische Übungen aus, um Ihren Körper auf das bevorstehende Ganzkörper-Workout vorzubereiten. Diese Bewegungen werden schnel-

ler ausgeführt als die sanften Mobilitätsübungen – denken Sie an einen Schwimmer vor dem Wettkampf oder einen Gewichtheber vor einem richtig großen Lift. Die dynamischen Bewegungen sollten die Herzfrequenz steigern, Gelenke und Muskeln lockern und Sie zu Ihrem Workout motivieren.

Jedes Workout sollte mit Dehnübungen enden. Auf diese Weise beugen Sie Muskelkater vor, vergrößern Ihren Bewegungsspielraum sowie die Flexibilität der Gelenke und Muskeln und bereiten Ihren Körper auf künftige Workouts vor. Wenn Sie die Dehnübungen direkt nach dem Workout ausführen, solange Ihre Muskeln noch warm sind, sorgt das für optimale Beweglichkeit (und damit eine laufende Verbesserung Ihrer Flexibilität). Außerdem reduzieren Sie das Risiko von Verletzungen und Erschöpfung in den Stunden und Tagen nach einem intensiven Workout. Denken Sie daran, bei den Dehnübungen niemals zu hüpfen oder zu springen, auch wenn Sie noch warm und locker sind. Beschränken Sie sich auf langsame, kontrollierte Bewegungen.

Also: Sie sollten sich 5 bis 10 Minuten lang aufwärmen, Ihr Workout durchführen und sich zum Abschluss 5 bis 10 Minuten lang dehnen. Wir schlagen in diesem Buch einige Aufwärm- und Dehnübungen vor, die speziell den in unseren Workouts trainierten Muskeln zugutekommen (siehe Seite 123–133).

Verletzungen vorbeugen

Wie bereits unter »Häufig gestellte Fragen« (Seite 23–28) ausgeführt, ist Krafttraining mit dem eigenen Körpergewicht in Kombination mit Cardioübungen die wirkungsvollste Methode, Ihren Körper fit zu machen und eine schlanke, muskulöse Figur zu erhalten. Aber machen wir uns nichts vor: Niemand ist vollkommen. Aufgrund von jahrelangen Haltungsfehlern, Sportverletzungen oder einer schwachen Muskulatur haben wir alle das eine oder andere muskuläre Ungleichgewicht, das uns die richtige Ausführung der Übungen erschwert oder gar zu einer Verletzung führen kann. Wenn wir uns zu schnell in ein neues Trainingsprogramm stürzen oder die Übungen ungenau ausführen, kann dies bereits bestehende Schäden oder Verletzungen verschlimmern.

Sie sollten bei jeder Übung unbedingt auf die korrekte Durchführung achten und dazu die richtigen Muskeln benutzen. Das heißt: kein Schummeln, indem Sie beispielsweise bei den Liegestützen ins Hohlkreuz gehen oder bei den Klimmzügen mit den Beinen Schwung holen. Damit betrügen Sie nur sich selbst; schließlich bringt Sie jede korrekt ausgeführte Wiederholung Ihrer Idealfigur näher! Wenn Sie an Vorschädigungen wie etwa einer schmerzenden Rotatorenmanschette oder einer muskulären Dysbalance leiden, dann nehmen Sie sich Zeit und trainieren Sie langsam, aber stetig und konzentrieren Sie sich

darauf, jede Übung korrekt auszuführen. Sollten Sie anhaltende Schmerzen oder Muskelkater haben, holen Sie bitte medizinischen Rat ein.

Und denken Sie daran: Niemand verlangt von Ihnen, dass Sie jede Bewegung wie ein Profi beherrschen. Manche Übungen mögen Ihnen leichtfallen, andere schwer. So kämpfe ich zum Beispiel damit, bei Klimmzügen die Schultern auf gleicher Höhe zu halten. Sie können nicht mehr tun, als daran zu arbeiten und dabei immer kräftiger zu werden. Geben Sie nicht auf und lassen Sie nur Übungen aus, die Sie zunächst nicht hinbekommen – investieren Sie die Ausdauer und Mühe und lernen Sie die korrekte Durchführung jeder Bewegung. Sie werden es sich selbst danken.

Hören Sie auf Ihren Körper

Wenn Sie ein Gefühl für Ihren Körper entwickeln, sollten Sie selbst merken, wann Sie so weit sind, mit einem Fitnesstraining wie diesem hier zu beginnen. Gehen Sie es locker an, aber unterscheiden Sie sorgfältig zwischen einem normalen Muskelkater von einem Workout und hartnäckigen Schmerzen, die Sie durch weiteres Training noch verschlimmern. Wenn es eher Letzteres ist, nehmen Sie sich ein paar Tage zusätzlich frei, um zu sehen, ob die Schmerzen vergehen. Falls nicht, sollten Sie ärztlichen Rat einholen.

Während des ganzen Trainingsplans ist mit leichtem Muskelkater und Ermüdung zu rechnen, besonders am Anfang. Das Gefühl, dass die Muskeln »leer« und Sie erschöpft sind, ist normal. Das sind eher positive Zeichen.

Dagegen sollten Sie stechende Schmerzen, Muskelkrämpfe oder Taubheit als Warnsignale verstehen und aufhören, statt es zu übertreiben. Einige kleine Muskelgruppen können durchaus schneller ermüden als andere, weil sie in anderen Workouts oft vernachlässigt werden. So müssen sich etwa Ihre Hände und Unterarme gewaltig anstrengen, was leicht zu Ermüdung führen kann. Falls Sie das Gefühl haben, Ihr Körpergewicht nicht mehr halten oder stützen zu können, legen Sie eine Ruhepause ein. Das ist allemal besser, als abzurutschen und sich zu verletzen.

Es gibt einige Symptome, auf die Sie achten sollten: Schmerzen in den Ellbogen oder Schultern (Rotatorenmanschette) und ein steifer Hals. Die Ellbogen leiden meist, wenn Sie die Arme zu stark strecken; achten Sie darauf, sie nie ganz durchzudrücken. Schmerz in den Rotatorenmanschetten kann entweder durch die ungenaue Ausführung einer Übung entstehen oder indem man bei Klimmzügen und Liegestützen die Hände zu weit auseinander nimmt. Einen steifen Nacken bekommt man leicht, wenn man während der gesamten Übung den Hals anspannt; versuchen Sie daher, den Hals locker zu halten. Falls irgendwelche Schmerzen länger andauern, müssen Sie auf jeden Fall einen Arzt aufsuchen.

Zum Gebrauch dieses Buches

Dieses Buch stellt ein Trainingsprogramm für Männer und Frauen vor, das mit Spielen, Eigengewichts-, Aufwärm- und Dehnübungen sowie Ausdauertraining zu Ganzkörperkraft und einer guten Kondition verhilft. Dieses einzigartige Workout bringt Ergebnisse, die Sie sehen – und spüren – werden. Der Plan ist in drei Stufen untergliedert: Einsteiger, Level I und Level II.

Das Einsteiger-Level ermöglicht es jedem, der sich eine schlanke, durchtrainierte Figur wünscht, dieses Programm anzuwenden – und zwar unabhängig vom jeweiligen Alter, Gewicht und Fitnesslevel. Es bringt Ihnen einfache Ganzkörperübungen näher und sorgt für einen Zuwachs an Kraft und Selbstvertrauen.

Level I ist die Grundlage des Programms und enthält sorgsam ausgesuchte Übungen zur Fettverbrennung und zum Aufbau magerer Muskelmasse.

Level II schaltet mit Tabata-Intervallen, fortgeschrittenen Bewegungen und 1, 2 weiteren Sätzen einen höheren Gang ein. Es hält Sie auf Trab und trainiert wie kein anderes Programm Ihren ganzen Körper.

Wie finden Sie heraus, auf welchem Niveau des hier vorgestellten Trainingsprogramms Sie anfangen sollten? Dazu dient der Power-4-Test auf Seite 42–49!

Bestimmen Sie Ihr Level

Mit dem Power-4-Test ermitteln Sie Ihre Leistungsfähigkeit bei 4 grundlegenden Übungen: Klimmzug, Kniebeuge, Liegestütz und Frontstütz. Führen Sie jede davon so oft Sie können sauber aus und legen Sie dann eine zweiminütige Pause ein.

Was? Wie soll ich all diese Übungen direkt hintereinander schaffen? Ich kann nicht so viele Liegestütze ausführen, wenn mein Oberkörper schon von den Klimmzügen müde ist!

Genau darum geht es ja. Im Laufe der Level I und II des Programms werden Sie verschiedene Intervalle ausführen, darunter auch Supersätze (bei denen man die Übungen ohne oder mit ganz kurzen Pausen zwischen den Sätzen oder Einzelbewegungen absolviert) und Tabata-Intervalle (20 Sekunden intensive Belastung, gefolgt von 10 Sekunden Ruhe – mit bis zu 8 Wiederholungen). Die Semi-Supersätze (2-minütige Pausen zwischen den Übungen) in diesem Test simulieren die späteren Workouts und zeigen Ihnen ziemlich genau, wo Sie stehen und auf welchem Level Sie beginnen sollten.

Wenn Sie unsicher sind, ob Sie diese Übungen allein bewältigen, laden Sie am besten einen Freund oder eine Freundin ein, um sich gemeinsam zu testen. Ein Trainingspartner ist eine große Hilfe, wenn es darum geht, Verletzungen zu vermeiden, gewissenhaft zu trainieren und am Ball zu bleiben. Falls Sie den Einsteiger-Test mit einem Trainingspartner absolvieren, sollte dieser darauf achten, dass Sie die Bewegungen korrekt ausführen. Falls Sie Probleme mit der richtigen Durchführung haben, ist das die ideale Gelegenheit, Fehler zu korrigieren.

Spiele und Cardiotraining

Sie werden sich fragen, was es mit den Spielen und Cardioübungen auf sich hat. Beides ist im Anhang ab Seite 117 aufgelistet und kann nach

Lust und Laune kombiniert werden. Wenn Ihr Workout mit 15 Minuten Cardiotraining endet, können Sie sich aus dieser Liste jede beliebige Cardio-übung oder irgendein Spiel aussuchen. Ob Sie aufs Laufband steigen und Musikintervalle durchführen oder auf einer Rasenfläche einige Sprints mit Ball einlegen, bleibt Ihnen überlassen. Sie können sogar zwei oder drei Cardioübungen und Spiele miteinander kombinieren, um Ihre Bewegung möglichst vielfältig zu gestalten und Ihren Stoffwechsel anzukurbeln.

Einige Spiele sind sogar ein vollständiges Workout, das Sie an die frische Luft bringt, und nichts spricht dagegen, auch am Wochenende eines davon einzusetzen. »Hot Corner« (Seite 143–145) zum Beispiel besteht aus Eigengewichtstraining, Sprints und dynamischen Bewegungen, die Sie übers Wochenende auf Trab bringen und eine wunderbare Gelegenheit bieten, mit Ihrer Familie und Freunden die Kräfte zu messen und Spaß zu haben.

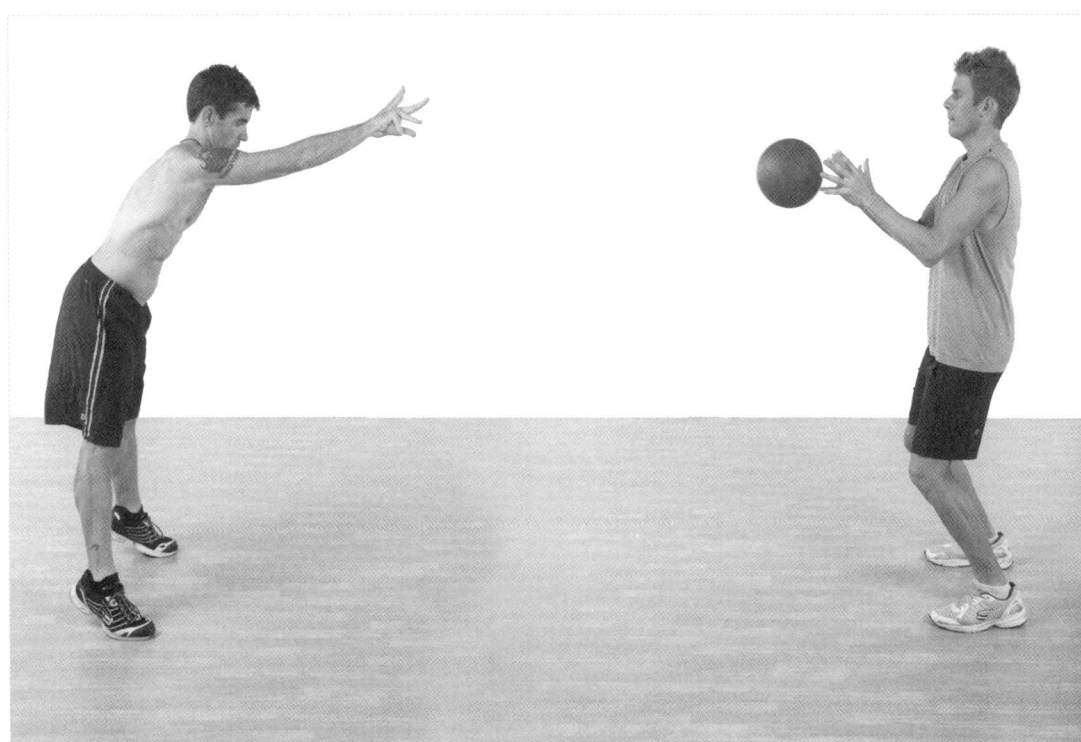

Power-4-Test

Bevor Sie mit dem Test beginnen, ist es absolut notwendig, sich auf die Übungen vorzubereiten, indem Sie sich aufwärmen und den Kreislauf in Schwung bringen. Idealerweise sollten Sie dafür 5 bis 10 Minuten aufwenden und ein wenig ins Schwitzen kommen. Ideen fürs Warm-up finden Sie auf den Seiten 125–129.

Für den Test benötigen Sie:

- eine Klimmzugstange
- eine Stoppuhr
- etwas zu trinken
- ein Handtuch
- eine Bodenmatte (wünschenswert, aber nicht zwingend)

Führen Sie die Übungen in einem gut belüfteten Raum aus, in dem Sie nicht durch Gegenstände behindert werden. Die Klimmzugstange sollte so angebracht werden, dass Sie sie im Stand mit ausgestreckten Armen greifen können. Die Stange selbst sollte sicher und stabil sein und mehr als Ihr doppeltes Körpergewicht tragen können.

Sind Sie aufgewärmt und bereit? Super! Noch ein paar Minuten und Sie können mit dem Test beginnen. Vorher sollten Sie sich allerdings mit der korrekten Ausführung jeder Übung vertraut machen. Lesen Sie dazu die Beschreibungen ganz genau, sehen Sie sich die Fotos an und führen Sie jede Bewegung probeweise mehrmals langsam aus, damit Sie nachher genau wissen, was Sie zu tun haben.

Achten Sie auf eine ausreichende Flüssigkeitszufuhr. Entspannen Sie sich, und holen Sie ein paar Mal tief Luft. Wir beginnen mit der schwierigsten Übung – dem Klimmzug. Selbst wenn Sie noch nie im Leben einen Klimmzug geschafft haben, ist es wichtig, dass Sie es versuchen. Ich habe schon bei vielen, die sich keinen einzigen Klimmzug zugetraut hatten, erlebt, dass sie 3 oder 4 hinbekamen, nachdem sie die richtige Ausführung begriffen hatten und die großen Muskeln im oberen Rücken einsetzten. Geben Sie nicht von vornherein auf, sondern tun Sie Ihr Bestes.

TOPFORM-TIPP: Machen Sie ein Vorher-Foto oder noch besser gleich eine ganze Reihe von Bildern aus unterschiedlichen Blickwinkeln. Jungs, zieht das Hemd aus, und meine Damen, schnappen Sie sich den Bikini, in dem Sie gerne richtig gut aussehen wollen. Das ist ein wirklich wichtiger Schritt, der oft vergessen wird. Am besten machen Sie die Bilder vor dem Test. Ich wünschte mir, ich hätte ein paar gute Vorher-Fotos von mir mit freiem Oberkörper gemacht. Aber ich habe mich, solange ich mit meinem Aussehen nicht zufrieden war, nie ohne Hemd fotografieren lassen. Jetzt bedaure ich das, und Ihnen wird es nicht anders gehen! Wenn Ihnen die Bilder peinlich sind, braucht sie ja niemand zu sehen, aber ich hatte auch schon Kursteilnehmer, die solche Fotos an ihrem Kühlschrank angebracht haben, um sich immer wieder in Erinnerung zu rufen, weshalb sie so hart daran arbeiteten, sich in Form zu bringen. Halten Sie mit einem Foto pro Woche Ihren Fortschritt fest! Sie werden über Ihre Verwandlung staunen!

Klimmzug

1 Die Klimmzugstange wird etwas mehr als schulterbreit im Obergriff gefasst, das heißt, die Handflächen zeigen nach vorn. Während der Übung sollten die Füße den Boden nicht berühren. Das ganze Körpergewicht hängt zwar an den Armen, aber die Schultern werden nicht entspannt – das könnte sie überdehnen.

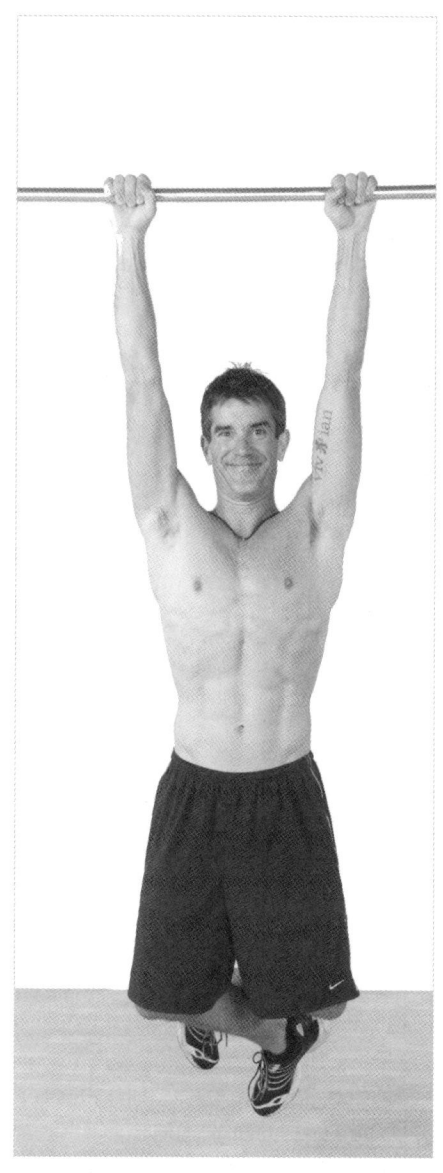

2 Ziehen Sie nun in einer ersten Phase die Schulterblätter nach hinten und zusammen. Stellen Sie sich dabei vor, Sie würden einen Bleistift zwischen den Schulterblättern festhalten – lassen Sie den Bleistift während des ganzen Klimmzugs nicht mehr fallen. In der zweiten Phase der Bewegung blicken Sie zur Stange auf und ziehen das Kinn zur Stange hoch, während Sie die Ellbogen in Richtung Hüften drücken. Dabei atmen Sie langsam aus. Es ist sehr wichtig, dass Sie während der ganzen Bewegung die Schultern hinten lassen und die Brust herausstrecken. Ziehen Sie sich in einer fließenden, kontrollierten Bewegung hoch, bis sich die Stange direkt über Ihrem Brustbein befindet.

Dann atmen Sie ein und lassen sich wieder in die Ausgangsposition hinab.

Achten Sie sowohl während der Aufwärts- als auch der Abwärtsphase auf eine langsame Bewegungsausführung. Strecken Sie die Ellbogen nicht ganz durch und holen Sie in der Hängeposition nicht mit den Beinen Schwung. Wiederholen Sie die Übung, sooft Sie sie sauber ausführen können.

Notieren Sie, wie viele Klimmzüge Sie geschafft haben, und machen Sie dann 2 Minuten Pause, während Sie sich auf Ihren Kniebeugentest vorbereiten. Egal, ob Sie 0 oder 20 Klimmzüge schaffen, legen Sie auf jeden Fall die 2 Minuten Pause ein, bevor Sie mit der nächsten Übung beginnen.

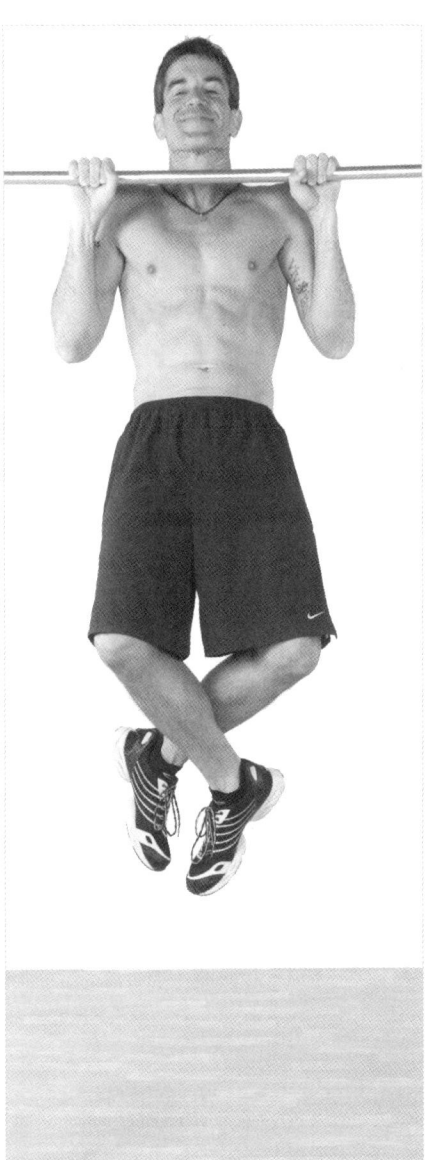

Kniebeuge

1 Stellen Sie sich aufrecht hin, die Füße sind etwa schulterbreit auseinander, die Zehen zeigen leicht nach außen. Strecken Sie Ihre Arme vor dem Körper aus, bis sie parallel zum Boden sind.

2 Senken Sie Ihren Oberkörper ab, indem Sie die Hüfte beugen, als wollten Sie sich auf einen Stuhl setzen. Beugen Sie langsam die Knie, halten Sie den Kopf hoch, blicken Sie geradeaus und halten Sie die Arme nach vorne gestreckt, um das Gleichgewicht zu halten. Ihr Oberkörper sollte leicht vorgebeugt und die Schultern fast in einer Linie mit den Knien ausgerichtet sein; die Knie sollten nicht über die

Zehen hinausragen. Ihr Gewicht ruht zwischen Ferse und Mittelfuß, verlagern Sie es nicht auf die Ballen. Beenden Sie die Bewegung, wenn Ihre Knie im rechten Winkel oder die Oberschenkel parallel zum Boden sind.

Drücken Sie sich dann in einer fließenden Bewegung aus den Fersen in die Ausgangsposition hoch. Strecken Sie die Knie am höchsten Punkt der Übung nicht ganz durch. Machen Sie so viele Wiederholungen, wie Sie sauber ausführen können.

Notieren Sie sich die Zahl Ihrer Wiederholungen, während Sie eine zweiminütige Pause einlegen und sich auf den Liegestütz-Test einstellen.

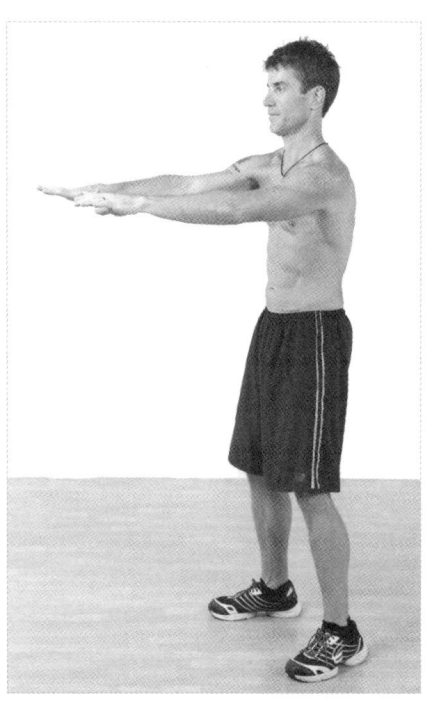 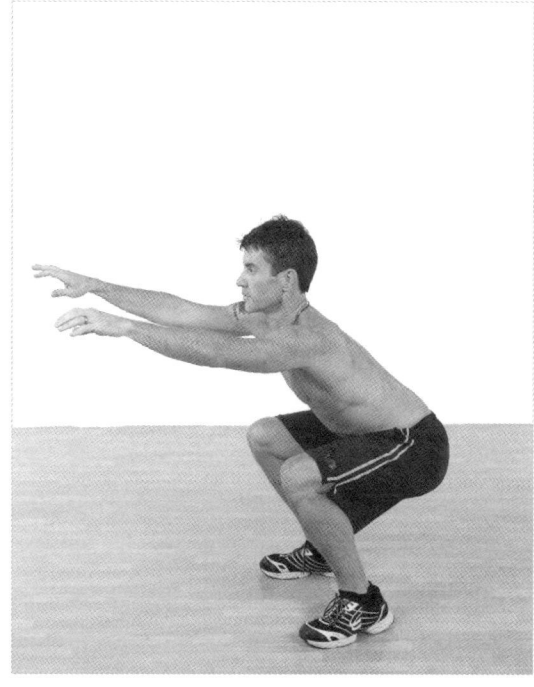

Liegestütz

1 Stellen Sie Ihre Hände ungefähr schulterbreit voneinander entfernt auf dem Boden auf. Dabei zeigen die Finger nach vorne, die Arme sind gestreckt, aber nicht ganz durchgedrückt. Die Füße werden so platziert, dass Ihr Körper vom Kopf bis zu den Fersen eine gerade Linie bildet. Die Füße stehen etwa 15 Zentimeter auseinander, das Gewicht ruht auf den Ballen. Spannen Sie die Core-Muskulatur an, sodass Sie weder ins Hohlkreuz gehen noch den Oberkörper durchhängen lassen.

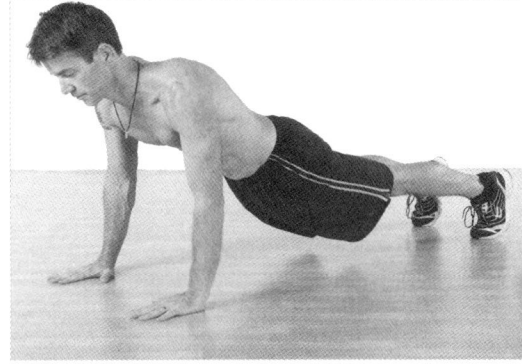

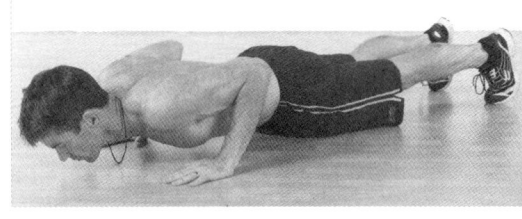

2 Atmen Sie langsam ein, während Sie den Rumpf Richtung Boden absenken. Die Ellbogen bleiben dabei möglichst nah am Körper. Die Endposition ist erreicht, wenn Ihre Ellbogen einen rechten Winkel bilden oder die Brust 3 bis 5 Zentimeter vom Boden entfernt ist.

Beim Ausatmen drücken Sie den Körper aus der Kraft der Schultern, der Brust und des Trizeps wieder in die Ausgangsposition. Wiederholen Sie die Übung sooft wie möglich in korrekter Ausführung.

Machen Sie eine zweiminütige Pause und schreiben Sie die Zahl der absolvierten Liegestütze auf, während Sie sich auf den vierten und letzten Test vorbereiten.

TOPFORM-TIPP: Manchmal kann das Zählen der Wiederholungen eine mentale Barriere sein. Ist es Ihnen schon passiert, dass Sie sich 10 Wiederholungen vorgenommen haben und Ihnen Nummer 8, 9 und 10 unglaublich schwer vorkamen, obwohl Sie wissen, dass Sie an den meisten Tagen mühelos 15 schaffen? Bei einigen Menschen, ich selbst eingeschlossen, führt das Zählen dazu, dass man mehr ans Ende der Übung denkt und folglich größere Mühe hat, sie tatsächlich auszuführen. Wenn Sie vor der Übung denken: »Ich schaffe nie im Leben mehr als 5«, kann es leicht passieren, dass Sie sich von vornherein Grenzen setzen. Falls Sie einen Partner haben, bitten Sie ihn oder sie, stumm mitzuzählen und Ihnen hinterher zu sagen, wie viele es waren. Falls Sie allein trainieren, verwenden Sie eine Kamera! Auf diese Weise können Sie nicht nur Ihre Wiederholungen zu Ende bringen, ohne dass Ihnen Ihr Kopf einen Streich spielt, sondern anhand der Aufnahme auch überprüfen, wie sauber Sie die Bewegungen ausgeführt haben.

Frontstütz

Dies ist eine Übung auf Zeit, halten Sie also, sobald Sie in Stellung gegangen sind, eine Uhr bereit. Der Frontstütz entspricht der oberen Endposition des Liegestützes.

DIE POSITION: Stellen Sie Ihre Hände etwa schulterbreit voneinander entfernt auf dem Boden auf. Die Finger zeigen nach vorne, die Arme sind nicht ganz durchgestreckt. Ihr Körper sollte vom Kopf bis zu den Fersen eine gerade Linie bilden. Die Füße werden etwa 15 Zentimeter voneinander entfernt aufgesetzt, mit dem Gewicht auf den Ballen. Spannen Sie die Core-Muskulatur an, sodass Sie weder ins Hohlkreuz gehen noch den Oberkörper durchhängen lassen.

Sehen Sie auf die Uhr – das ist eine Übung auf Zeit. Atmen Sie normal weiter, und halten Sie die Position, solange Sie können. Achten Sie darauf, nicht mit dem Gesäß einzusinken. Vergewissern Sie sich mithilfe eines Partners oder eines Spiegels, dass Sie die Übung sauber ausführen. Sobald Sie den Rücken nicht mehr gerade halten können, senken Sie sich zum Boden ab und stoppen die Zeit.

Glückwunsch! Sie haben den Test durchgeführt – den ersten Schritt zur Traumfigur. Notieren Sie die Zeit und greifen Sie zur Wasserflasche (ggf. auch zum Handtuch).

Das war's für heute.

> **TOPFORM-TIPP:** Spannen Sie den Core an, als würden Sie durch einen Strohhalm ein- und ausatmen – schürzen Sie die Lippen, ziehen Sie die Luft mit den Bauchmuskeln ein und pressen Sie sie wieder aus. Mike DeAngelo hat mir immer eingeschärft: »Atme mit dem Bauchnabel!« Auf diese Weise bleibt der Core angespannt und der Rücken gerade.

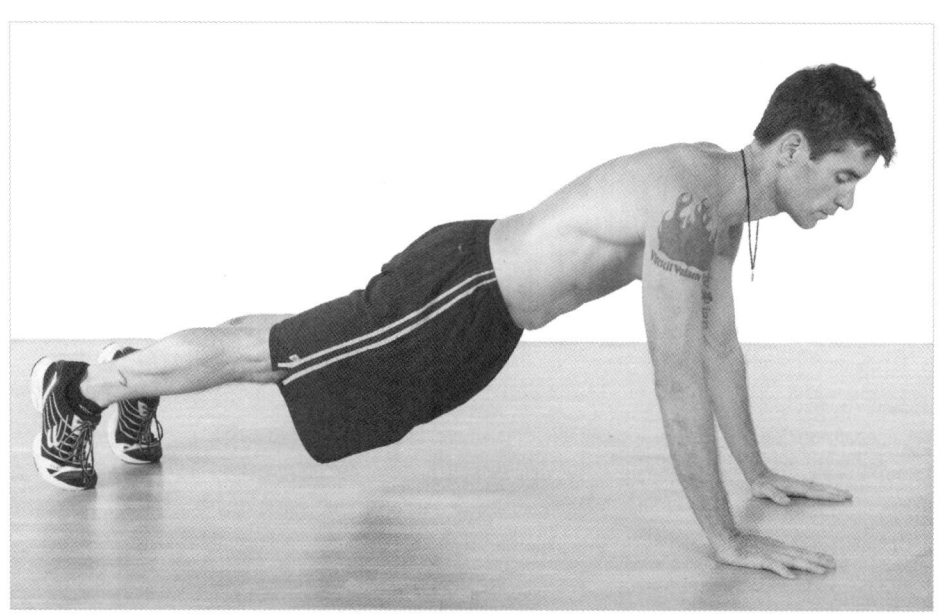

	KLIMMZUG	LIEGESTÜTZ	KNIEBEUGE	FRONTSTÜTZ
EINSTEIGER (ab Seite 146)	0–5 Wdh.	0–9 Wdh.	0–14 Wdh.	30 Sek. oder weniger gehalten
LEVEL I (ab Seite 54)	6–11 Wdh.	10–19 Wdh.	15–29 Wdh.	30–59 Sek. gehalten
LEVEL II (ab Seite 59)	12 Wdh. oder mehr	20 Wdh. oder mehr	30 Wdh. oder mehr	60 Sek. oder länger gehalten

Selbsteinstufung

Schnappen Sie sich jetzt Ihre notierten Testergebnisse und lassen Sie uns herausfinden, wie diese sich zum Trainingsprogramm verhalten. Denken Sie daran: Es geht hier nicht ums Durchfallen oder Bestehen. Egal, auf welchem Level Sie beginnen, am Ende wartet ein athletischer Körper!

Also, diese Tabelle sieht ja schön ordentlich aus, aber was ist, wenn Sie bei den vier Übungen in unterschiedlichen Levels liegen? Beginnen Sie dann auf dem Level, in dem sich die meisten Ergebnisse Ihres Einstufungstests befinden. Dieses Buch zielt darauf ab, Ihren ganzen Körper zu trainieren. Das geht nur, wenn keine der Hauptmuskelgruppen zu kurz kommt. Beispiel: Mit 7 Klimmzügen, 15 Liegestützen, 12 Kniebeugen und 45 Sekunden Frontstütz fangen Sie bei Level I an.

Hinweis: Falls Sie bei keiner Übung des Einstufungstests eine Wiederholung geschafft haben, empfehlen wir, auf dem Einsteiger-Level zu beginnen. Für 90 Prozent der Leser sind die Klimmzüge der Knackpunkt. Es ist wichtig, diese Übung schrittweise aufzubauen, da Sie sonst einen wesentlichen Teil des Programms vernachlässigen. Das Einsteiger-Level finden Sie ab Seite 146.

Tauschen Sie sich über Ihre Fortschritte aus!

Wir haben für unsere Fans eine Facebook-Seite eingerichtet (facebook.com/7weekstogettingripped), auf der sie Fotos, Ziele, Fortschritte und Schwierigkeiten posten und sich gegenseitig anspornen können. Ich selbst habe die Fotos eingestellt, die meine Verwandlung im Laufe des siebenwöchigen Plans dokumentieren. Weiterhin poste ich Updates und tausche mich mit allen aus, die dieses Trainingsprogramm ausprobieren. Ein paar Mausklicks, und Sie bekommen Hilfe, Tipps und Ansporn.

TOPFORM-TIPP: Heben Sie Ihre Testergebnisse auf. Falls Sie einen früheren Topform-Tipp (siehe Seite 43) befolgt und ein paar Fotos gemacht haben, drucken Sie eines davon aus und halten Sie Ihre Zahlen und Zeit auf der Rückseite fest. Wenn Sie die Ergebnisse jedes Levels mit Ihrem Einstufungstest vergleichen, werden Sie über Ihren Fortschritt erstaunt sein.

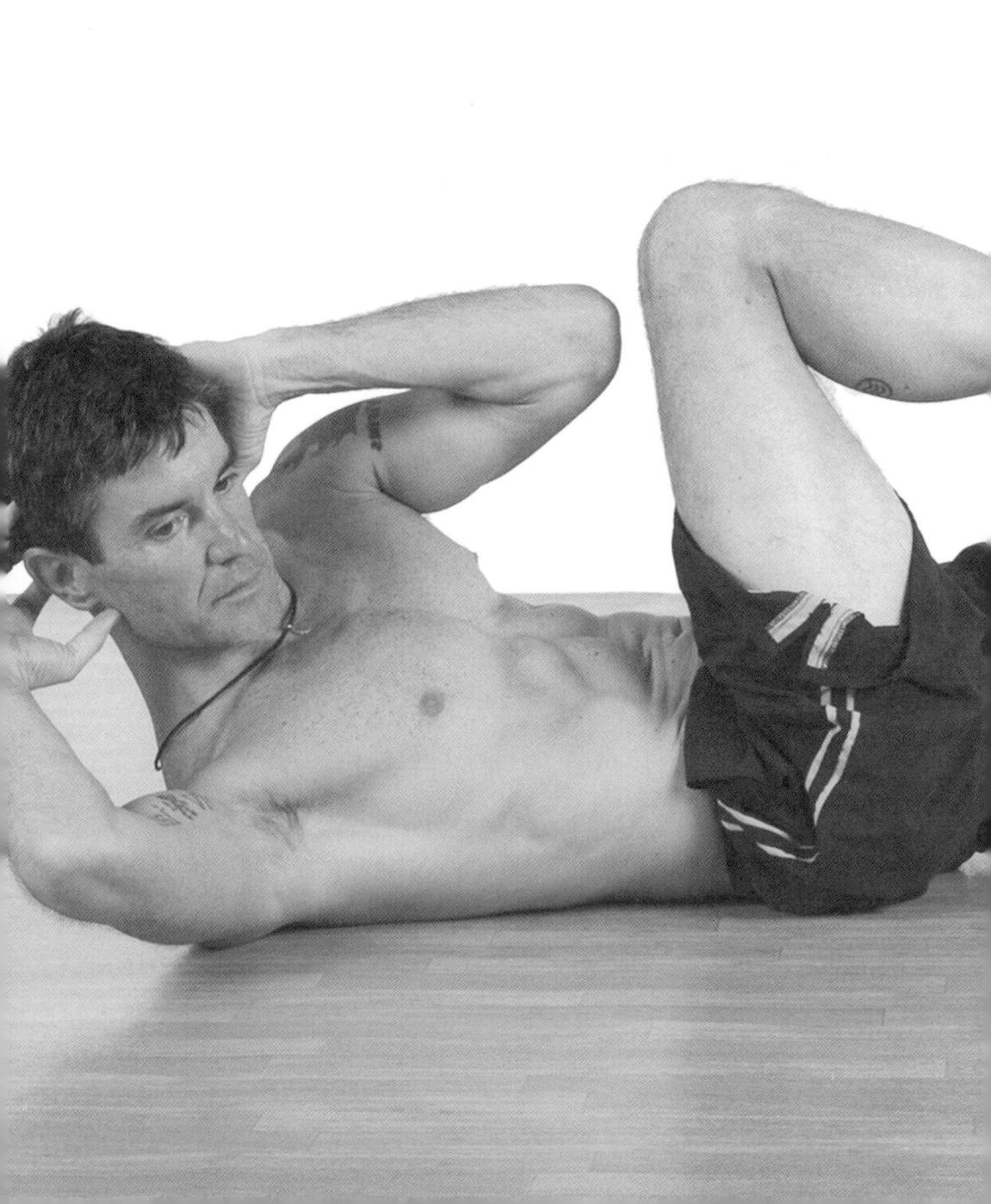

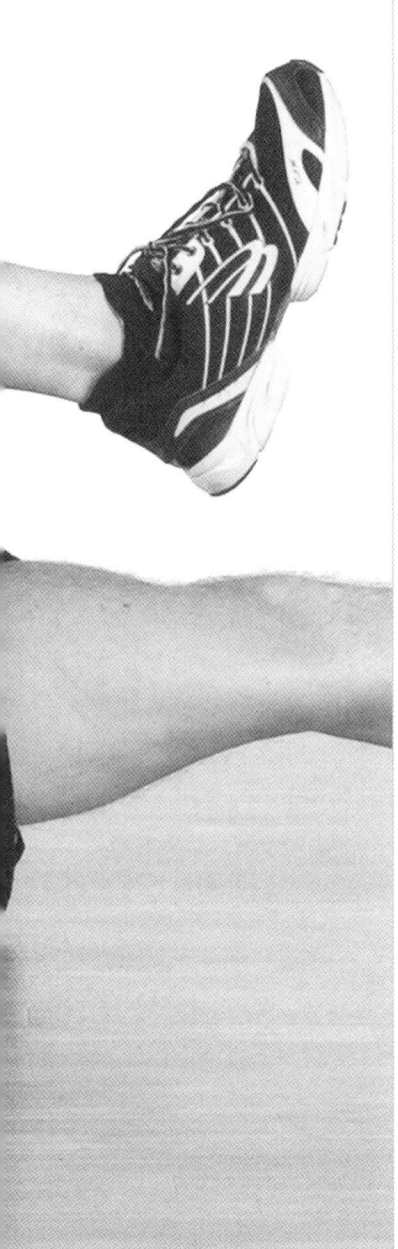

TEIL 2: DAS PROGRAMM

Der 7-Wochen-Trainingsplan

Das 7-Wochen-Programm besteht aus zwei aufeinanderfolgenden Levels (eines 3, das andere 4 Wochen lang) mit jeweils 3 Trainingstagen pro Woche. In jedem Workout werden mehrere Übungen zu Supersätzen kombiniert und durch eine Cardiokomponente ergänzt, um die Fettverbrennung anzukurbeln. Level I baut Kraft auf, bringt Sie in Form und macht Sie mit ein paar neuen Übungen vertraut, die Ihr Gewebe straffen. Level II steigert die Intensität, indem komplexere Bewegungen sowie härtere Trainingsmethoden einbezogen werden.

Die Workouts werden drei Mal die Woche mit jeweils mindestens einem Ruhetag dazwischen durchgeführt. Erfahrungsgemäß scheinen Montag, Mittwoch und Freitag am besten geeignet zu sein. Falls Sie mit dem ersten Workout am Montag beginnen wollen, sollten Sie den Power-4-Einstufungstest am Donnerstag oder Freitag der vorausgehenden Woche machen. Falls Sie zum ersten Mal trainieren oder nach einer längeren Unterbrechung wieder anfangen, haben Sie höchstwahrscheinlich nach dem Einstiegstest erst einmal 1 bis 2 Tage Muskelkater. Es ist daher ratsam, sich vor Beginn des eigentlichen Plans 2, 3 Tage lang zu erholen und mit frischen Kräften durchzustarten.

Die Tabellen lesen

Der Trainingsplan ist wochenweise aufgebaut. Zu jeder Woche gehören 3 Workout-Tage. Beim Blick auf den Plan für die erste Woche sehen wir, dass am ersten Tag folgende Übungssequenzen auf dem Programm stehen: Nach 5-minütigem Aufwärmen 5 Klimmzüge im Untergriff, 10 Kniebeugen, 10 Liegestütze, 30 Sekunden Frontstütz, anschließend 2 Minuten Pause, bevor Sie mit dem zweiten Satz beginnen. Im Anschluss an den dritten Satz folgt dann das Cardioelement bzw. Spiel und zu guter Letzt wird gedehnt.

EIN WORT ZUR INTENSITÄT

Je intensiver ein Workout durchgeführt wird, desto stärker ist die Wirkung. Wenn Sie entschlossen sind, Ihren Körper in Form zu bringen, dann absolvieren Sie die Übungen in den Supersätzen sauber und zügig hintereinander, geben bei Sprints und anderen schnellen Bewegungen Vollgas und lassen keine einzige Übung aus. Die Workouts auf Level I sind nicht einfach, doch wenn Sie sämtliche Bewegungen im Schneckentempo ausführen und gemächlich von einer Übung zur nächsten wechseln, betrügen Sie sich nur selbst um den Erfolg. Level I verlangt Ihnen an 3 Wochentagen jeweils 30 Minuten hartes Training ab. Rechnen Sie dann noch ein Spiel am Wochenende dazu, kommen Sie pro Woche auf gerade einmal 2 Stunden – das ist weniger, als manche auf die Woche gerechnet für ihre Fahrt zur Arbeit brauchen. Konzentrieren Sie sich ganz auf das Workout und führen Sie die Übungen zügig und engagiert aus. Denken Sie außerdem daran, zwischendurch etwas zu trinken und richtig zu atmen!

Level I

Willkommen auf Level I! Inzwischen haben Sie sich im Zuge Ihres Einstufungstests mit Liegestütz, Kniebeuge, Klimmzug und Frontstütz vertraut gemacht. Das sind Power-4-Übungen, die unsere Grundlage bilden und die wir durch verschiedene Griffe, Modifikationen und komplexere Bewegungen variieren. Glauben Sie mir – diese vier simplen Übungen bringen Sie im Rahmen eines wohl durchdachten Workouts in Verbindung mit Variationen und anderen Elementen perfekt in Form.

Blättern Sie zu Teil 3 vor und machen Sie sich, bevor Sie beginnen, mit den Übungen des jeweiligen Workouts vertraut. Falls Sie Tag 1 des Workouts zu einfach finden, bleiben Sie bitte trotzdem eine Woche lang bei diesem Programm, denn wenn Sie es übertrei- ben, werden Sie hinterher wohl oder übel Workouts auslassen und Mühe haben, wieder auf Kurs zu kommen. Sollte dieser Plan in Woche 2 immer noch zu leicht sein, wiederholen Sie jeweils den ersten Satz des Workouts.

Anmerkung: Ruhe- und Erholungsphasen sind für den Erfolg der Programme ganz wesentlich und sollten entsprechend dem Plan eingehalten werden. Vergessen Sie außerdem nie, sich vor dem Training aufzuwärmen und hinterher zu dehnen! Übungen siehe Seiten 123–133.

Level I

Woche 1

		2 Minuten Pause nach jedem Satz (falls nötig länger)			
Mo.	Satz 1	5 Klimmzüge (Untergriff)	10 Kniebeugen	10 Liegestütze	30 Sek. Frontstütz
	Satz 2	4 Klimmzüge (Obergriff)	10 Ausfallschritte pro Bein	9 enge Liegestütze	5 x V-Sitz
	Satz 3	5 enge Klimmzüge (Untergriff)	10 Kniebeugen	7 Liegestütze	10 Crunches mit Beinanziehen
	Cardio	10 Minuten Cardio/Spiel			
Di.		Ruhetag			
Mi.	Satz 1	6 Klimmzüge (Obergriff)	12 Kniebeugen	10 Liegestütze	35 Sek. Frontstütz
	Satz 2	5 Klimmzüge (Untergriff)	10 Ausfallschritte pro Bein	7 Diamant- Liegestütze	16 x Superman
	Satz 3	5 enge Klimmzüge (Obergriff)	12 Kniebeugen	10 Liegestütze	20 Mason Twists
	Cardio	10 Min. Cardio/Spiel			
Do.		Ruhetag			
Fr.	Satz 1	6 Klimmzüge (Untergriff)	12 Kniebeugen	12 Liegestütze	40 Sek. Frontstütz
	Satz 2	6 Klimmzüge (Obergriff)	11 Ausfallschritte pro Bein	10 enge Liegestütze	7 x Beinheben im Hängen
	Satz 3	6 enge Klimmzüge (Untergriff)	12 Kniebeugen	12 Liegestütze	10 Crunches mit Beinanziehen
	Cardio	10 Min. Cardio/Spiel			
Sa.		Ruhetag			
So.		Ruhetag			

Anmerkung: Ruhe- und Erholungsphasen sind für den Erfolg der Programme ganz wesentlich und sollten entsprechend dem Plan eingehalten werden. Vergessen Sie außerdem nie, sich vor dem Training aufzuwärmen und hinterher zu dehnen! Übungen siehe Seiten 123–133.

Level I

Woche 2		2 Minuten Pause nach jedem Satz (falls nötig länger)			
Mo.	Satz 1	7 Klimmzüge (Obergriff)	12 Kniebeugen	12 Liegestütze	45 Sek. Frontstütz
	Satz 2	7 Klimmzüge (Untergriff)	12 Ausfallschritte pro Bein	10 enge Liegestütze	7 x Superman
	Satz 3	7 enge Klimmzüge (Untergriff)	12 Kniebeugen	10 Liegestütze	8 x Beinheben im Hängen
	Cardio	12 Min. Cardio/Spiel			
Di.		Ruhetag			
Mi.	Satz 1	7 Klimmzüge (Untergriff)	12 Kniebeugen	13 Liegestütze	10 x Beinheben im Hängen
	Satz 2	7 Klimmzüge (Obergriff)	10 x Holzhacker	10 Liegestütze	20 Mason Twists
	Satz 3	6 Klimmzüge (Obergriff)	12 Ausfallschritte pro Bein	12 Liegestütze	7 x V-Sitz
	Cardio	12 Min. Cardio/Spiel			
Do.		Ruhetag			
Fr.	Satz 1	9 Klimmzüge (Untergriff)	12 Ausfallschritte pro Bein	12 Liegestütze	12 x Beinheben im Hängen
	Satz 2	8 Klimmzüge (Obergriff)	12 x Holzhacker	10 Diamant-Liegestütze	18 x Superman
	Satz 3	8 Klimmzüge (Untergriff)	14 Kniebeugen	10 Liegestütze	30 Sek. Seitstütz pro Arm
	Cardio	12 Min. Cardio/Spiel			
Sa.		Ruhetag			
So.		Ruhetag			

Anmerkung: Ruhe- und Erholungsphasen sind für den Erfolg der Programme ganz wesentlich und sollten entsprechend dem Plan eingehalten werden. Vergessen Sie außerdem nie, sich vor dem Training aufzuwärmen und hinterher zu dehnen! Übungen siehe Seiten 123–133.

Level I

Woche 3		2 Minuten Pause nach jedem Satz (wenn nötig länger)			
Mo.	*Satz 1*	10 Klimmzüge (Obergriff)	15 Kniebeugen	14 Liegestütze	14 x Beinheben im Hängen
	Satz 2	11 Klimmzüge (Untergriff)	13 Ausfallschritte pro Bein	15 Liegestütze	1 Min. Frontstütz
	Satz 3	8 Klimmzüge (Obergriff)	12 Kniebeugen	12 enge Liegestütze	24 Mason Twists
	Cardio	14 Min. Cardio/Spiel			
Di.		Ruhetag			
Mi.	*Satz 1*	11 Klimmzüge (Untergriff)	13 Ausfallschritte pro Bein	15 Liegestütze	1 Min. Frontstütz
	Satz 2	10 Klimmzüge (Obergriff)	16 Kniebeugen	12 Liegestütze	15 x Beinheben im Hängen
	Satz 3	10 Klimmzüge (Untergriff)	12 Ausfallschritte pro Bein	10 Diamant-Liegestütze	24 Mason Twists
	Cardio	14 Min. Cardio/Spiel			
Do.		Ruhetag			
Fr.	*Satz 1*	10 Klimmzüge (Obergriff)	17 Kniebeugen	16 Liegestütze	15 x Beinheben im Hängen
	Satz 2	10 Burpees	30 Sek. Pause	10 enge Liegestütze	1 Min. Frontstütz
	Satz 3	9 Klimmzüge (Obergriff)	20 x Holzhacker	12 Liegestütze	15 Crunches mit Beinanziehen
	Cardio	14 Min. Cardio/Spiel			
Sa.		Ruhetag			
So.		Ruhetag			

Test Level I

Herzlichen Glückwunsch zum Abschluss von Level I! Sie können stolz auf Ihre Leistung sein. Dies ist der richtige Moment, um Ihren Fortschritt zu überprüfen. Legen Sie mindestens 2 volle Ruhetage ein und führen Sie dann den Power-4-Test noch einmal durch:

- **MAXIMALE ANZAHL KLIMMZÜGE**
  (2 Minuten Pause; Ergebnis notieren)

- **MAXIMALE ANZAHL KNIEBEUGEN**
  (2 Minuten Pause; Ergebnis notieren)

- **MAXIMALE ANZAHL LIEGESTÜTZE**
  (2 Minuten Pause; Ergebnis notieren)

- **MAXIMALE ZEIT FRONTSTÜTZ**
  (Ergebnis notieren)

Durchatmen, trinken, entspannen. Überprüfen Sie Ihre Ergebnisse, um zu entscheiden, ob Sie Level I wiederholen oder zu Level II wechseln sollten. Wie stark haben Sie sich seit Ihrem ersten Test gesteigert? Vergleichen Sie Ihre Notizen – oder noch besser: Sehen Sie in den Spiegel!

Level II

Sie haben Level II erreicht. Herzlichen Glückwunsch! Auf diesem Level steigern wir die Intensität deutlich, indem wir komplexere Übungen sowie hochintensives Intervalltraining (HIIT) und Tabata-Intervalle einbauen.

HIIT ist eine sehr wirkungsvolle Methode zur schnellen Fettverbrennung und Leistungssteigerung. Kurz gesagt, handelt es sich um den Wechsel zwischen Phasen maximaler Intensität und halber Intensität, wobei jeweils 3 bis 6 Wiederholungen ausgeführt werden. Bei Sprints wechseln sich maximale Anstrengung und eine anschließende Ruhepause ab, also beispielsweise 1 Minute Sprint, 1 Minute Gehen, das Ganze 8 bis 10 Mal.

Tabata-Intervalle sind extrem kurze, intensive Workouts, die bei Kraftaufbau und Ganzkörperfettverbrennung zu erstaunlichen Ergebnissen führen. Im Prinzip beruhen sie auf einem Wechsel zwischen 20 Sekunden hochintensiver Belastung und 10 Sekunden Ruhe. Hiervon werden insgesamt 8 Durchläufe ausgeführt. Das sind gerade mal 4 Minuten! Aber unterschätzen Sie dieses Workout nicht! Es holt alles aus Ihnen heraus und strafft Ihren Körper mehr als irgendetwas sonst.

Wir haben bereits an anderer Stelle (Seite 53) darüber gesprochen, wie wichtig die Intensität für den Erfolg Ihres Trainings ist. Auch wenn Level II mit den verschiedenen Intervallen und Übungen, die auf dieser Stufe hinzukommen, die Messlatte höher legt, läuft es im Wesentlichen auf dasselbe hinaus: Optimale Ergebnisse erzielen Sie nur, wenn Sie die Übungen korrekt und mit der nötigen Intensität ausführen. Level II zielt auf Ganzkörperkraft, auf eine straffe, durchtrainierte Figur und nicht zuletzt darauf ab, sämtliche Übungen immer besser auszuführen.

Blättern Sie nun zu Teil 3 vor und machen Sie sich mit den Übungen jedes Workouts vertraut, bevor Sie damit beginnen.

Anmerkung: Ruhe- und Erholungsphasen sind für den Erfolg der Programme ganz wesentlich und sollten entsprechend dem Plan eingehalten werden. Vergessen Sie außerdem nie, sich vor dem Training aufzuwärmen und hinterher zu dehnen! Übungen siehe Seiten 123–133.

Level II

Woche 1

		2 Minuten Pause nach jedem Satz (wenn nötig länger)					
Mo.	Satz 1	10 Klimmzüge (Obergriff)	18 Kniebeugen	15 Liegestütze	1 Min. Frontstütz	—	—
	Satz 2	11 Klimmzüge (Untergriff)	13 Ausfallschritte pro Bein	14 enge Liegestütze	15 x Beinheben im Hängen	—	—
	Satz 3	10 Kommando-Klimmzüge	10 Kniebeugen	12 Diamant-Liegestütze	22 x Bergsteiger	—	—
	Cardio	15 Minuten Cardio/Spiel					
Di.		Ruhetag					
Mi.	Satz 1	12 Klimmzüge (Untergriff)	10 Ausfallschritte mit Drehung pro Bein	8 T-Liegestütze	14 Sprungkniebeugen	—	—
	Satz 2	1 Min. Unterarmfrontstütz	26 x Bergsteiger	12 Liegestütze	10 x Bergsteiger	12 x Superman	1 Min. Unterarmfrontstütz
	Satz 3	10 Klimmzüge (Obergriff)	18 Kniebeugen	—	—	—	—
	Cardio	15 Min. Cardio/Spiel					
Do.		Ruhetag					
Fr.	Satz 1	11 Klimmzüge (Obergriff)	20 Kniebeugen mit Medizinball	13 Diamant-Liegestütze	18 x Beinheben im Hängen	—	—
	Satz 2	1 Min. 10 Sek. Frontstütz	10 Burpees	18 x Bergsteiger	30 x Holzhacker	—	—
	Satz 3	15 Klimmzüge (Untergriff)	16 x Beinheben im Hängen	10 Ausfallschritte mit Drehung pro Bein	12 enge Liegestütze	—	—
	Cardio	15 Min. Cardio/Spiel					
Sa.		Ruhetag					
So.		Ruhetag					

Anmerkung: Ruhe- und Erholungsphasen sind für den Erfolg der Programme ganz wesentlich und sollten entsprechend dem Plan eingehalten werden. Vergessen Sie außerdem nie, sich vor dem Training aufzuwärmen und hinterher zu dehnen! Übungen siehe Seiten 123–133.

Level II

Woche 2 — 2 Minuten Pause nach jedem Satz (wenn nötig länger)

Mo.	Satz 1	12 Klimmzüge (Obergriff)	12 Kniebeugen	8 T-Liegestütze pro Seite	1 Min. 15 Sek Frontstütz	—	—
	Satz 2	12 Klimmzüge (Untergriff)	16 x Beinheben im Hängen	10 Burpees	8 Liegestütze	—	—
	Satz 3	10 Klimmzüge (Obergriff)	13 Ausfallschritte mit Drehung pro Bein	30 x Bergsteiger	45 Sek. Seitstütz pro Arm	12 x Superman	
	Cardio	20 Minuten Cardio/Spiel					
Di.		Ruhetag					
Mi.	Satz 1	Tabata-Intervalle: 20 Sek Kniebeugen, 10 Sek. Pause; 4 Durchgänge					
	Satz 2	Tabata-Intervalle: 20 Sek. Bergsteiger, 10 Sek. Pause; 4 Durchgänge					
	Satz 3	Tabata-Intervalle: 20 Sek. Hampelmann, 20 Sek. Anfersen, 20 Sek. Holzhacker mit jeweils 10 Sek. Pause zwischen den Übungen; 4 Durchgänge					
	Satz 4	1 Min. 20 Sek. Frontstütz					
	Cardio	20 Min. Cardio/Spiel					
Do.		Ruhetag					
Fr.	Satz 1	14 Klimmzüge (Obergriff)	18 Sprungkniebeugen	13 Diamant-Liegestütze	18 x Beinheben im Hängen	—	—
	Satz 2	1 Min. 10 Sek. Frontstütz	15 T-Liegestütze pro Seite	26 x Bergsteiger	30 x Holzhacker	—	—
	Satz 3	15 Klimmzüge (Untergriff)	16 x Beinheben im Hängen	3 Ausfallschritte mit Drehung pro Bein	10 Burpees	12 x Superman	—
	Cardio	20 Min. Cardio/Spiel					
Sa.		Ruhetag					
So.		Ruhetag					

Anmerkung: Ruhe- und Erholungsphasen sind für den Erfolg der Programme ganz wesentlich und sollten entsprechend dem Plan eingehalten werden. Vergessen Sie außerdem nie, sich vor dem Training aufzuwärmen und hinterher zu dehnen! Übungen siehe Seiten 123–133.

Level II

Woche 3

2 Minuten Pause nach jedem Satz (wenn nötig länger)

Mo.	Satz 1	13 Klimmzüge (Obergriff)	24 Kniebeugen mit Medizinball	15 Liegestütze	22 Crunches mit Beinanziehen	—	—
	Satz 2	1 Min. 20 Sek. Frontstütz	15 enge Liegestütze	26 x Bergsteiger	30 x Holzhacker	—	—
	Satz 3	15 Klimmzüge (Untergriff)	16 x Beinheben im Hängen	11 Ausfallschritte mit Drehung pro Bein	12 Sprungkniebeugen	—	—
	Cardio	20 Minuten Cardio/Spiel					
Di.		Ruhetag					
Mi.	Satz 1	12 Klimmzüge (Untergriff)	10 Ausfallschritte mit Drehung pro Bein	10 Liegestütze	20 Kniebeugen	—	—
	Satz 2	1 Min. Unterarmfrontstütz	20 x Bergsteiger	5 T-Liegestütze pro Seite	20 umgekehrte Crunches	12 x Superman	45 Sek. Beinschere
	Satz 3	10 Klimmzüge (Obergriff)	24 x Holzhacker	—	—	—	—
	Cardio	20 Min. Cardio/Spiel					
Do.		Ruhetag					
Fr.	Satz 1	12 Kommando-Klimmzüge	16 x Beinheben im Hängen	6 Klimmzüge (Untergriff)	8 x Beinheben im Hängen	—	—
	Satz 2	14 Kniebeugen	12 Ausfallschritte pro Bein	30 Sek. Pause (keine weiteren Pausen zwischen den Sätzen)			
	Satz 3	15 Sprungkniebeugen	7 Ausfallschritte mit Drehung pro Bein	30 Sek. Pause (keine weiteren Pausen zwischen den Sätzen)			
	Satz 4	1 Min. Frontstütz	26 x Bergsteiger	12 Liegestütze mit Medizinball	—	—	—
	Cardio	20 Min. Cardio/Spiel					
Sa.		Ruhetag					
So.		Ruhetag					

Anmerkung: Ruhe- und Erholungsphasen sind für den Erfolg der Programme ganz wesentlich und sollten entsprechend dem Plan eingehalten werden. Vergessen Sie außerdem nie, sich vor dem Training aufzuwärmen und hinterher zu dehnen! Übungen siehe Seiten 123–133.

Level II

Woche 4

2 Minuten Pause nach jedem Satz (wenn nötig länger)

Mo.	Satz 1	Tabata-Intervalle: 20 Sek. Sprungkniebeugen, 10 Sek. Pause; 4 Durchgänge					
	Satz 2	Tabata-Intervalle: 20 Sek. Bergsteiger, 10 Sek. Pause; 4 Durchgänge					
	Satz 3	Tabata-Intervalle: 20 Sek. Hampelmann, 20 Sek. Anfersen, 20 Sek. Holzhacker mit jeweils 10 Sek. Pause zwischen den Übungen; 4 Durchgänge					
	Satz 4	1 Min. 20 Sek. Frontstütz	1 Min. Pause (keine weiteren Pausen zwischen den Sätzen)				
	Cardio	20 Min. Cardio/Spiel					
Di.		Ruhetag					
Mi.	Satz 1	14 Klimmzüge (Obergriff)	26 Kniebeugen mit Medizinball	18 Liegestütze	1 Min. 15 Sek. Frontstütz	—	—
	Satz 2	15 Kommando-Klimmzüge	16 x Beinheben im Hängen	30 x Holzhacker	12 Liegestütze mit Medizinball	—	—
	Satz 3	14 Burpees	13 Ausfallschritte mit Drehung pro Bein	30 x Bergsteiger	45 Sek. Beinschere	12 x Superman	—
	Cardio	20 Min. Cardio/Spiel					
Do.		Ruhetag					
Fr.	Satz 1	14 Kniebeugen	12 Ausfallschritte pro Bein	30 Sek. Pause (keine weiteren Pausen zwischen den Sätzen)			
	Satz 2	12 Klimmzüge (Obergriff)	16 x Beinheben im Hängen	5 Liegestütze (Obergriff)	10 x Beinheben im Hängen	—	—
	Satz 3	15 Sprungkniebeugen	7 Ausfallschritte mit Drehung pro Bein	30 Sek. Pause (keine weiteren Pausen zwischen den Sätzen)			
	Satz 4	1 Min. Frontstütz	26 x Bergsteiger	12 Liegestütze mit Medizinball	—	—	—
	Cardio	20 Min. Cardio/Spiel					
Sa.		Ruhetag					
So.		Ruhetag					

Test Level II

Sie haben Level II gemeistert. Herzlichen Glückwunsch! Inzwischen haben Sie eine ganze Menge fantastischer Workouts absolviert und eine Reihe toller neuer Übungen gelernt! Was meinen Sie? Wäre es wieder einmal an der Zeit, Ihren Fortschritt zu testen? Spricht eigentlich nichts dagegen, oder? Legen Sie mindestens 2 Ruhetage ein, und machen Sie dann erneut den Power-4-Test:

- **MAXIMALE ANZAHL KLIMMZÜGE**
  (2 Minuten Pause; Ergebnis notieren)

- **MAXIMALE ANZAHL KNIEBEUGEN**
  (2 Minuten Pause; Ergebnis notieren)

- **MAXIMALE ANZAHL LIEGESTÜTZE**
  (2 Minuten Pause; Ergebnis notieren)

- **MAXIMALE ZEIT FRONTSTÜTZ**
  (Ergebnis notieren)

Durchatmen, trinken, entspannen. Welchen Fortschritt haben Sie seit Ihrem ersten Test gemacht?

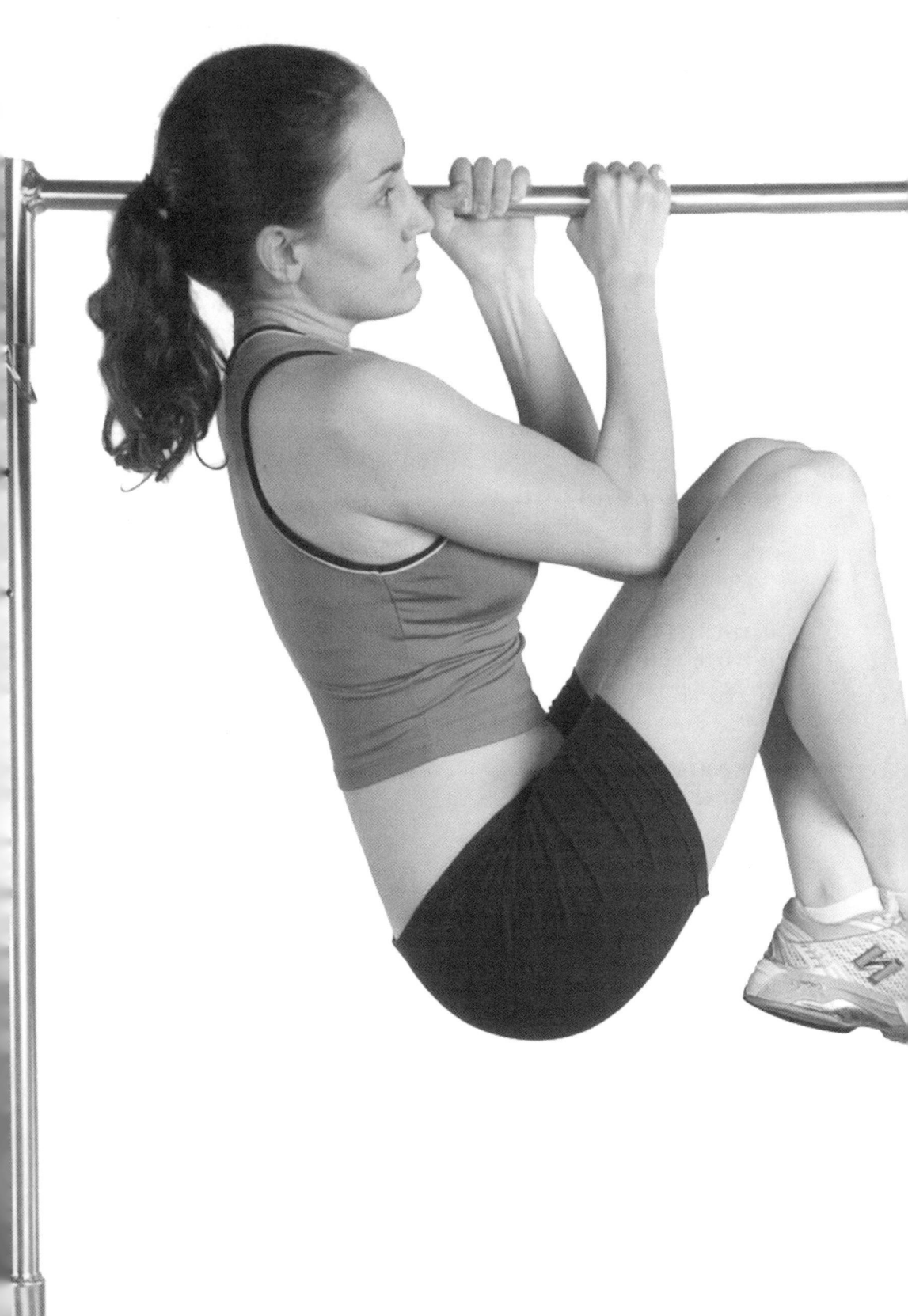

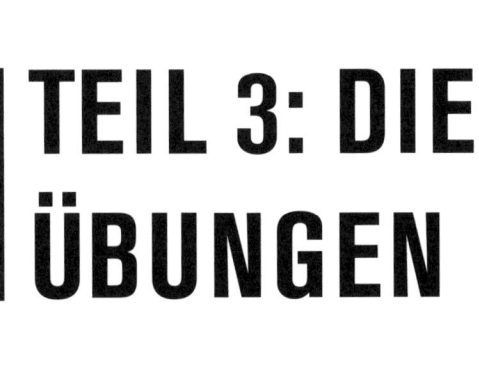

TEIL 3: DIE ÜBUNGEN

Liegestütz

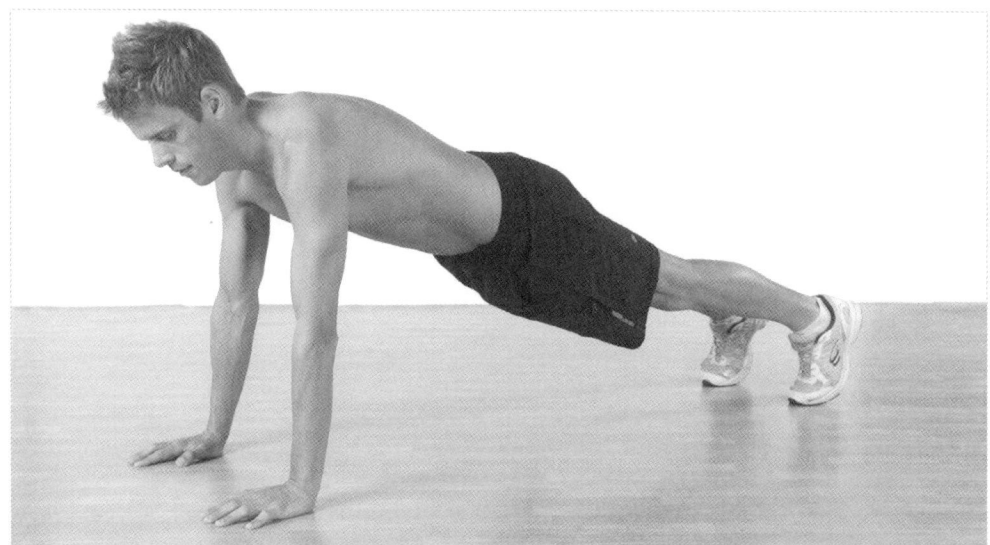

1 Die Hände werden ungefähr schulterbreit voneinander entfernt auf dem Boden aufgestellt. Die Finger zeigen nach vorne, die Arme sind nicht ganz durchgestreckt. Die Füße werden so platziert, dass Ihr Körper vom Kopf bis zu den Fersen eine gerade Linie bildet. Die Füße stehen etwa 15 Zentimeter auseinander, das Gewicht ruht auf den Ballen. Spannen Sie die Core-Muskulatur an, sodass Sie weder ins Hohlkreuz gehen noch den Oberkörper durchhängen lassen.

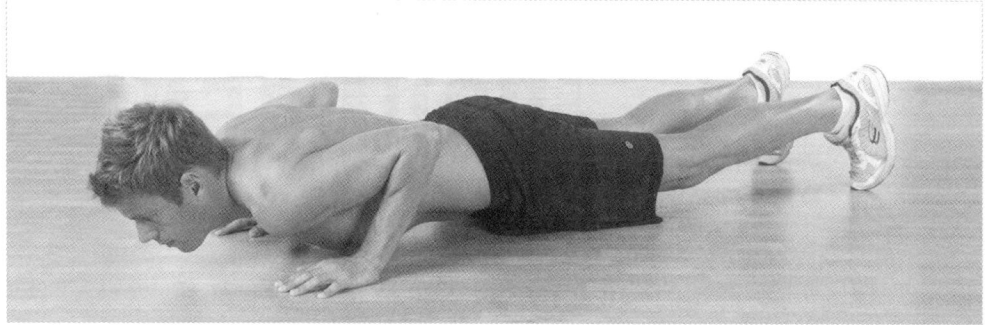

2 Atmen Sie langsam ein, während Sie den Rumpf Richtung Boden absenken. Die Ellbogen bleiben dabei möglichst nah am Körper. Die Endposition ist erreicht, wenn Ihre Ellbogen einen rechten Winkel bilden oder die Brust 3 bis 5 Zentimeter vom Boden entfernt ist. Beim Ausatmen drücken Sie den Körper aus der Kraft der Schultern, der Brust und des Trizeps wieder in die Ausgangsposition.

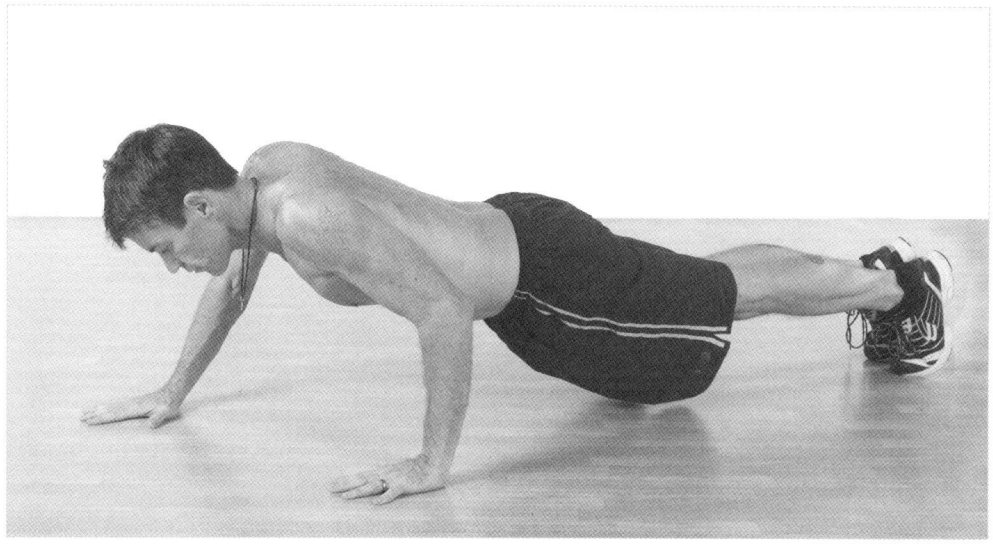

VARIANTE MIT VERSETZTEN HÄNDEN: Bei dieser Liegestütz-Variante können Sie die Hände beliebig versetzen, solange Sie den Körper noch stützen können. Achten Sie auf Schmerzen in Ellbogen und Schultern; je weiter Sie die Hände vom Oberkörper entfernen, desto stärker werden diese Gelenke beim Heben und Senken belastet.

Diamant-Liegestütz

Diese Version trainiert verstärkt den Trizeps.

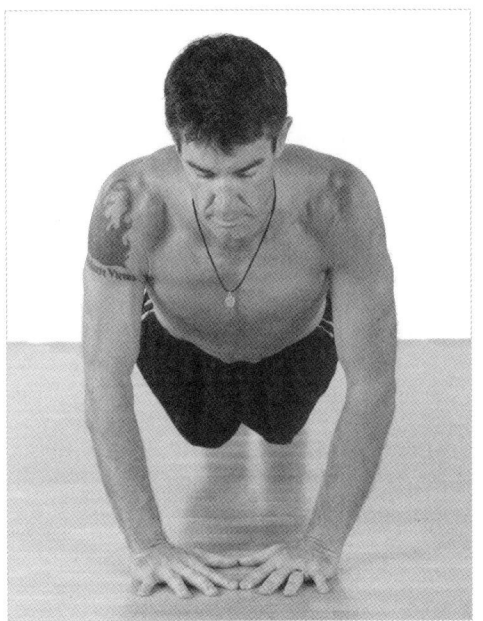 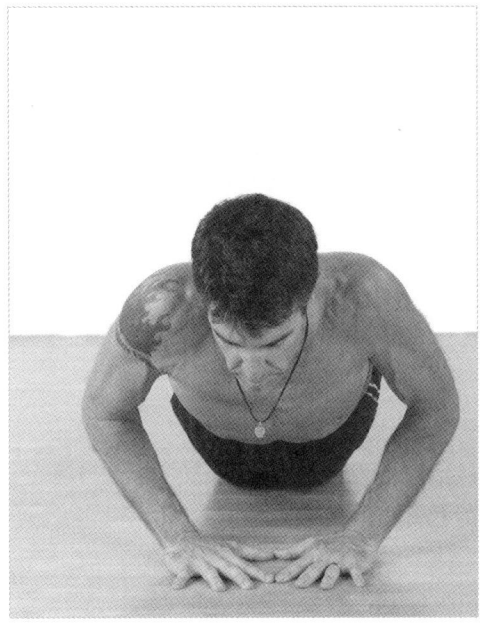

Die Hände werden so unter der Brust platziert, dass die beiden Daumen und Zeigefinger sich berühren und die Form eines »Diamanten« bilden.

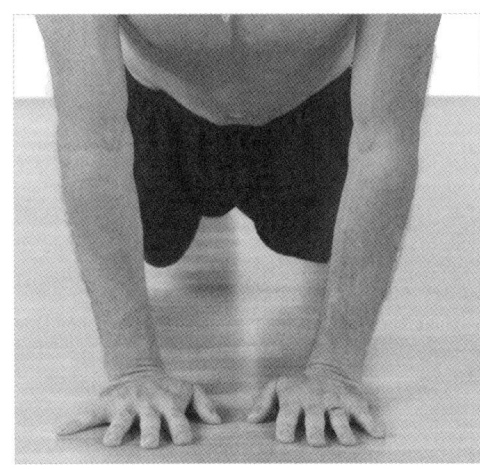

ENGE VARIANTE: Auch diese Variante zielt verstärkt auf den Trizeps. Hier sind die Handflächen 15 bis 25 Zentimeter voneinander entfernt.

Breiter Liegestütz

Diese Übung trainiert vor allem die Brust.

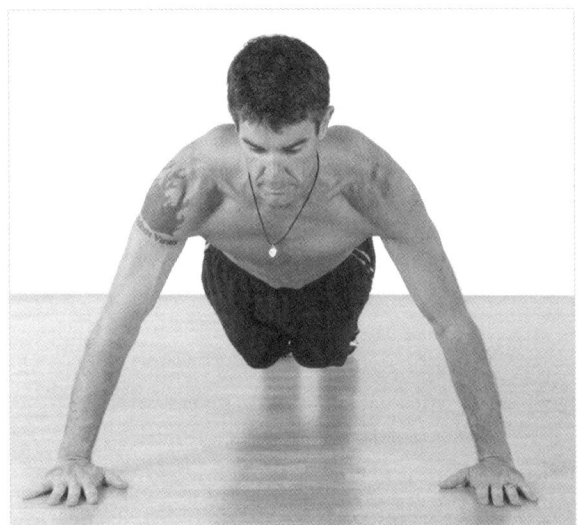

Die Hände werden auf jeder Seite zwischen 15 und 30 Zentimeter von der Brust entfernt aufgesetzt. Achten Sie auf Schmerzen in Schultern und Ellbogen; in der breiten Position werden diese Gelenke beim Heben und Senken stärker belastet.

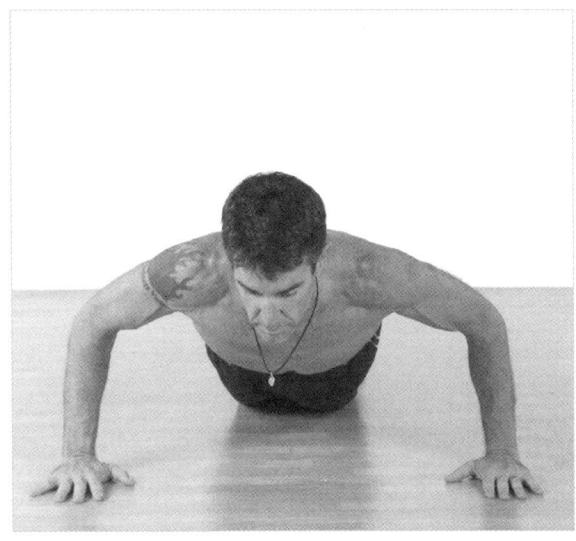

Liegestütz mit Medizinball

Um das Gleichgewicht zu halten, müssen Sie bei dieser Variante eine ganze Reihe von Stützmuskeln im Oberkörper und Bauchbereich einsetzen.

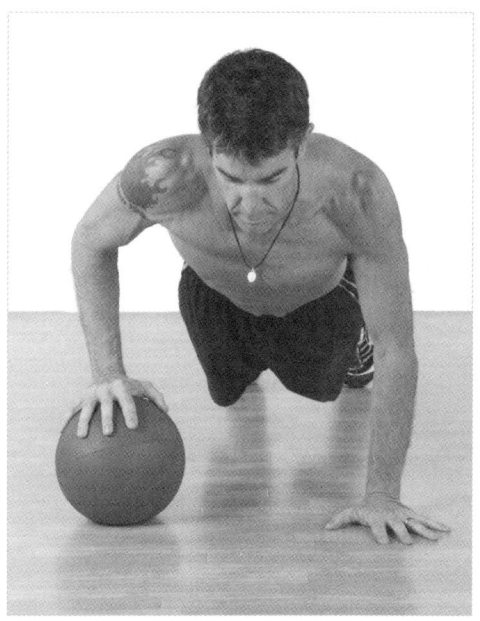 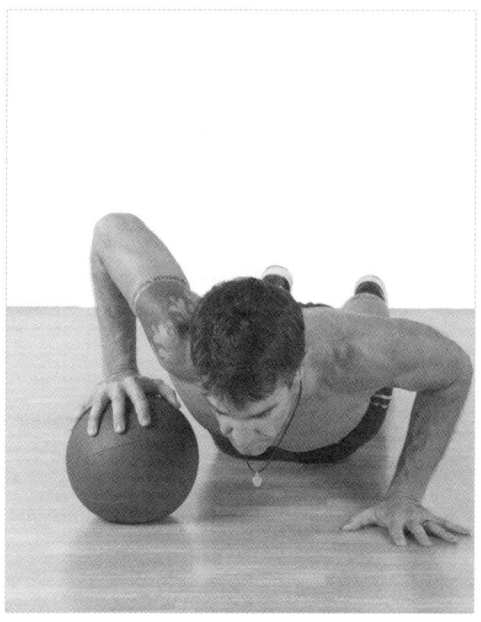

1 Die Liegestützposition wird so abgewandelt, dass eine Hand auf einem Medizinball und die andere flach auf dem Boden platziert wird. Spannen Sie den Core an, um den Körper von Kopf bis Fuß in einer geraden Linie zu halten.

2 Atmen Sie tief ein und senken Sie den Oberkörper, bis Sie mit der Brust 2 bis 3 Zentimeter vom Ball entfernt sind.

Drücken Sie sich aus der Kraft der Arme, Brust, des Rückens und Core vom Boden in die Ausgangsposition zurück und atmen Sie dabei aus.

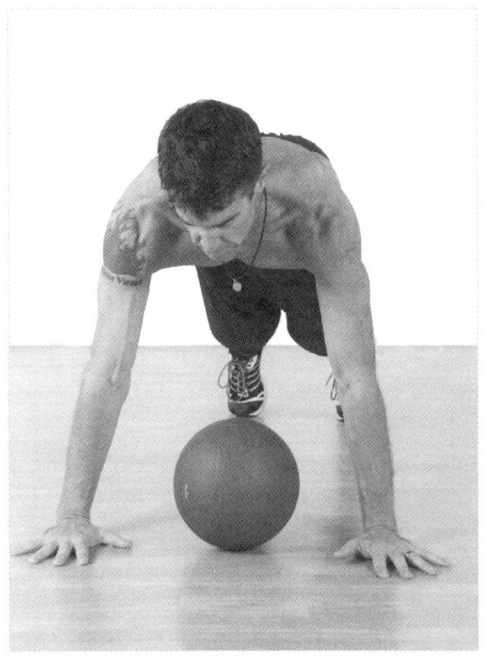
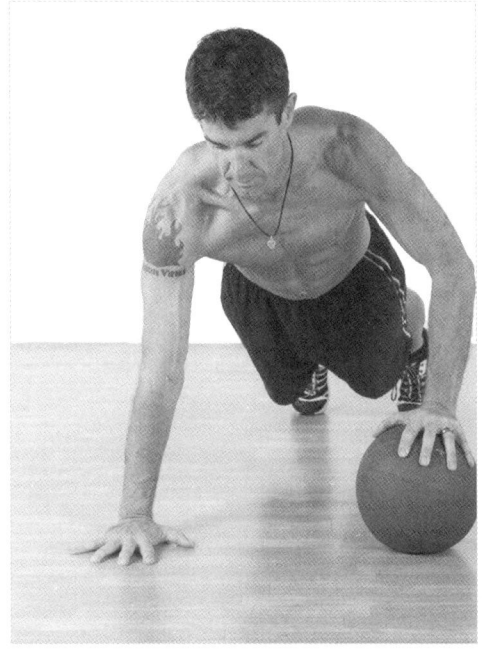

3–4 Platzieren Sie beide Hände auf dem Boden, der Ball befindet sich dazwischen. »Wandern« Sie dann mit einer Hand nach außen, bis Sie die andere Hand auf den Ball legen können. So oft wie angegeben wiederholen.

VARIANTE: Mit größeren Medizin- oder Gymnastikbällen können Sie die Stützmuskeln noch stärker trainieren. Legen Sie beide Hände auf den Ball und führen Sie darauf einen Liegestütz aus. Bei dieser Übung ist darauf zu achten, dass die Bauchmuskeln angespannt sind und das Gleichgewicht gehalten wird. Vor allem dürfen die Hände nicht abrutschen; der Ball darf daher keine rutschige Oberfläche haben.

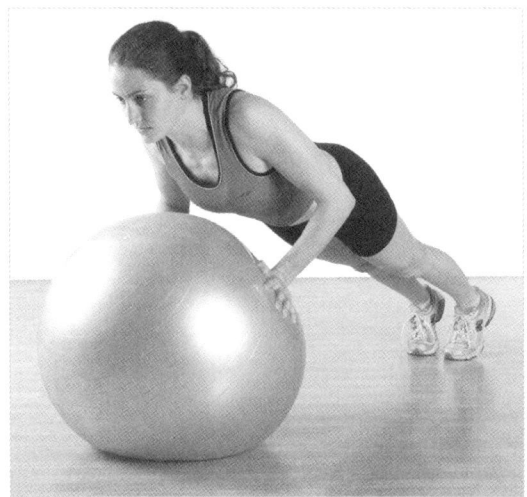

T-Liegestütz

Diese Übung ist nach ihrer Endposition benannt, in der der Körper ein T bildet.

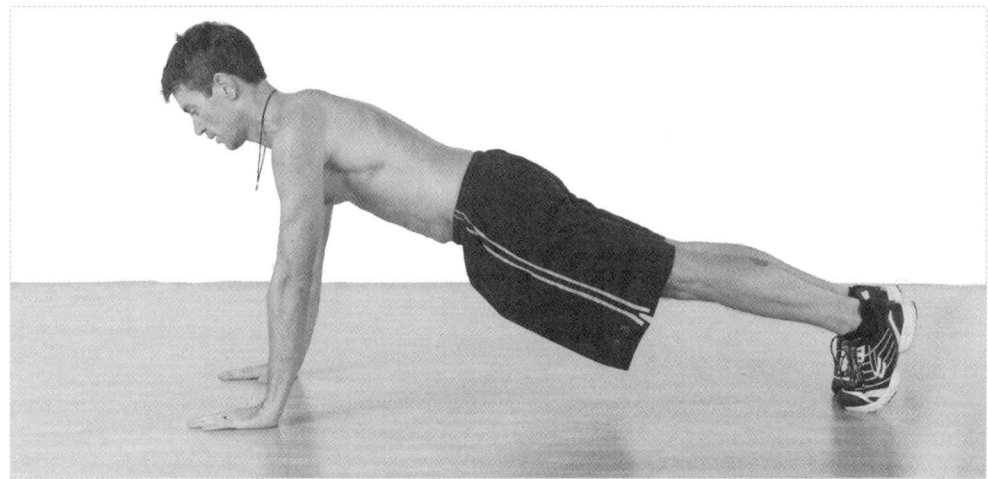

1 Nehmen Sie die Liegestützposition ein (Seite 68).

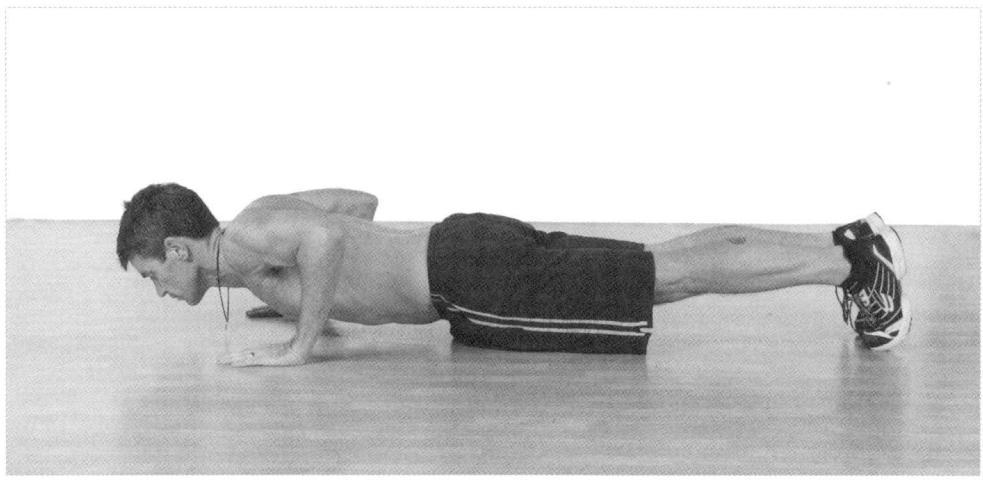

2 Atmen Sie ein, während Sie den Körper Richtung Boden absenken, bis die Ellbogen einen rechten Winkel bilden oder die Brust 2 bis 3 Zentimeter vom Boden entfernt ist.

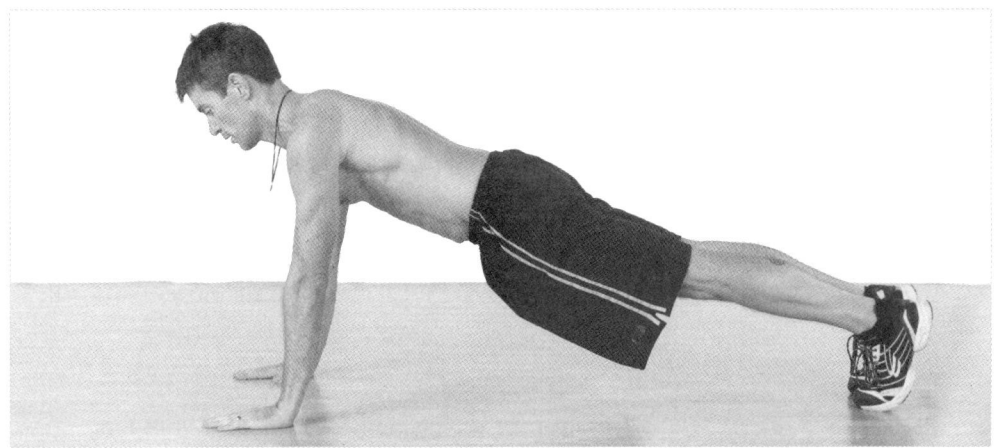

3 Ausatmen und wieder hochdrücken.

4 Wenn Ihre Arme fast ganz gestreckt sind, nehmen Sie die linke Hand vom Boden, heben den Arm langsam zur Seite an und strecken ihn im rechten Winkel zum Körper aus, während Sie zugleich den Rumpf, den Kopf und das linke Bein auswärts drehen. Die rechte Hand bleibt am Boden und trägt Ihr Gewicht. In der Endposition bildet Ihr Körper ein T. Spannen Sie die Bauchmuskulatur an und halten Sie die Wirbelsäule gerade. Diese Position 3 Sekunden halten (oder länger, falls Sie die Übung mit einem Seitstütz kombinieren wollen).

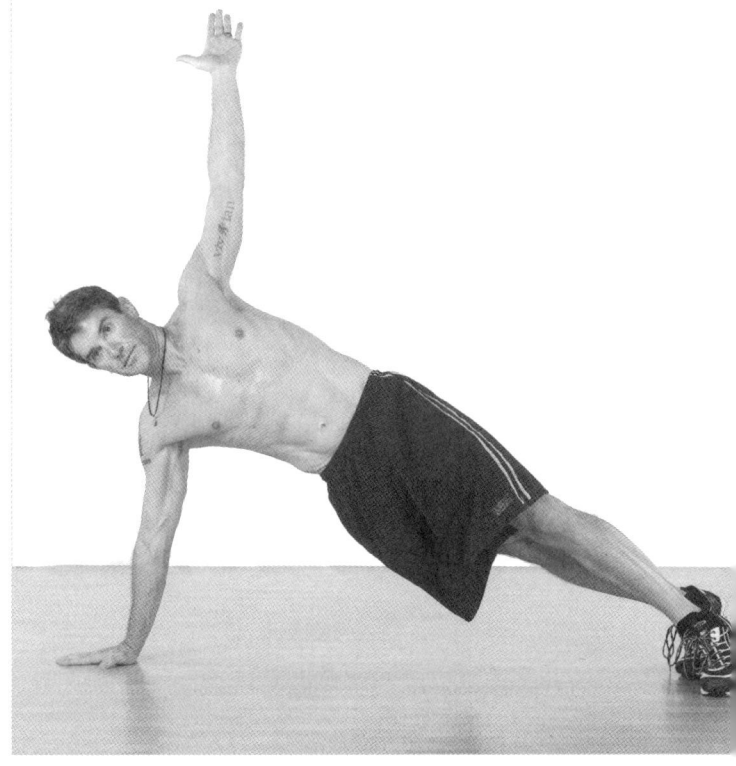

Drehen Sie dann den Körper langsam in die Ausgangsposition. Auf der anderen Seite wiederholen.

Klimmzug (mit Obergriff)

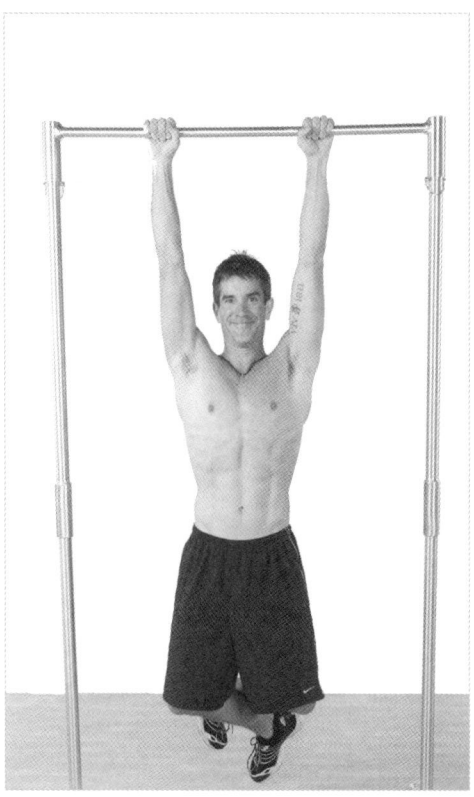
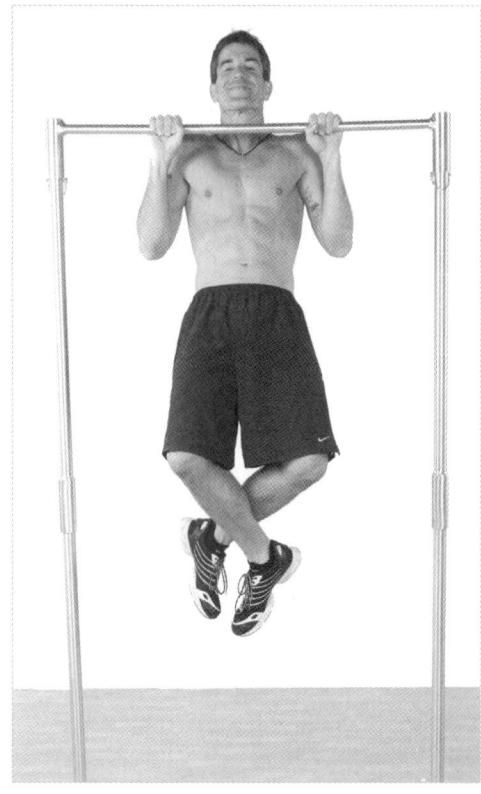

1 Die Klimmzugstange wird etwas mehr als schulterbreit im Obergriff gefasst, das heißt, die Handflächen zeigen nach vorn. Während der Übung sollten die Füße den Boden nicht berühren. Das ganze Körpergewicht hängt zwar an den Armen, aber die Schultern werden nicht entspannt – das könnte sie überdehnen.

2 Ziehen Sie nun in einer ersten Phase die Schulterblätter nach hinten und zusammen. Stellen Sie sich dabei vor, Sie würden einen Bleistift zwischen den Schulterblättern festhalten – lassen Sie den Bleistift während des ganzen Klimmzugs nicht fallen. In der zweiten Phase der Bewegung blicken Sie zur Stange auf und ziehen das Kinn zur Stange hoch, während Sie die Ellbogen in Richtung Hüften drücken. Dabei atmen Sie langsam aus. Es ist sehr wichtig, dass Sie während der ganzen Bewegung die Schultern hinten lassen und die Brust herausstrecken. Ziehen Sie sich in einer fließenden, kontrollierten Bewegung hoch, bis sich die Stange direkt über Ihrem Brustbein befindet.

Dann atmen Sie ein und lassen sich wieder in die Ausgangsposition hinab.

Klimmzug mit Griff-Varianten

Zwar werden bei allen Klimmzug-Übungen im Wesentlichen dieselben Muskelgruppen trainiert, doch jede Variante beansprucht die unterschiedlichen Einzelmuskeln anders. Es ist daher nützlich, bei jedem Satz Klimmzüge verschiedene Griffe anzuwenden. Im Folgenden sind die wichtigsten Griff-Varianten nach zunehmendem Schwierigkeitsgrad aufgelistet.

UNTERGRIFF: Die Stange wird so gefasst, dass die Handflächen zum Körper zeigen. Dies ist die leichteste Variante, da Sie dabei den Bizeps am besten einsetzen können. Im Allgemeinen sind Untergriff-Klimmzüge um 10 bis 15 Prozent leichter als Obergriff-Klimmzüge.

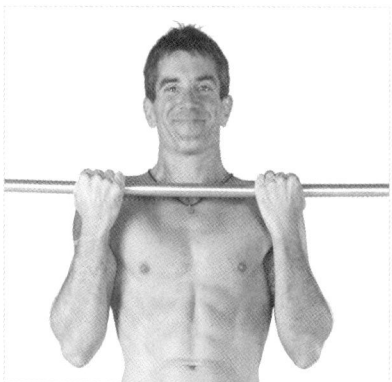

ENGER GRIFF: Greifen Sie die Stange (wahlweise im Unter- oder Obergriff) so, dass die Handflächen nur 7 bis 15 Zentimeter voneinander entfernt sind. Vielleicht müssen Sie sich ein wenig zurücklehnen, um nicht mit dem Gesicht gegen die Hände zu stoßen. Durch die enge und etwas weniger stabile Arm- und Körperhaltung werden Sie auch den Core stärker anspannen als bei einer normal breiten Griffhaltung. Enge Obergriff-Klimmzüge sind im Allgemeinen leichter als die mit normal breiter Griffhaltung und beanspruchen besonders den unteren Teil des breiten Rückenmuskels (Latissimus).

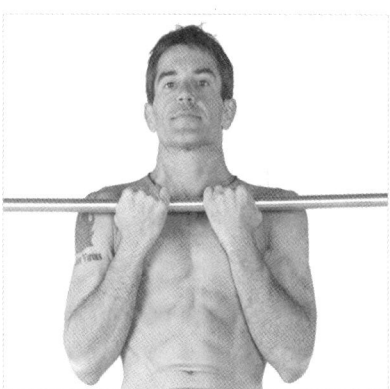

NEUTRALER GRIFF/HAMMER-GRIFF: Für diese Klimmzugvariante benötigen Sie eine Halterung mit Griffen im rechten Winkel zu einer normalen Klimmzugstange. Die Handflächen sollten einander in einem Abstand von 20 bis 30 Zentimetern zugewandt sein. Der Hammergriff ist die natürlichste Handstellung und trainiert vor allem den Bizeps, die obere Brust und den Core. Bei dieser Übung ist es wichtig, auf den Einsatz der oberen Rückenmuskulatur zu achten, da sonst die Oberarmmuskulatur zu stark und einseitig belastet wird.

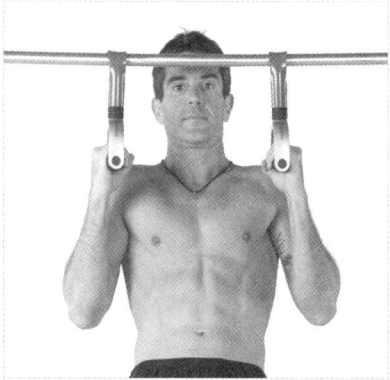

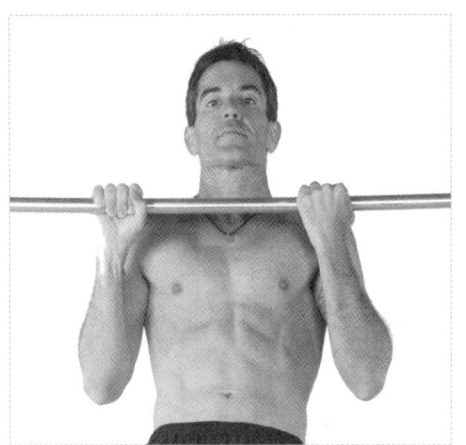

WECHSELGRIFF: Hierbei hält eine Hand die Stange im Ober-, die andere im Untergriff. Aufgrund der Asymmetrie bei diesem Griff trainieren Sie mehr stabilisierende Muskulatur sowohl im Core- als auch im Oberkörperbereich als mit anderen Griffen. Da die meisten Menschen vor allem mit dem Bizeps im Untergriff arbeiten, sollten Sie die Haltung der Hände zwischen den Sätzen oder mitten in einem Satz wechseln.

BREITER GRIFF: Der breit gegriffene Klimmzug, bei dem die Hände jeweils 20 bis 30 Zentimeter neben der Schulter platziert werden, ist nur für gut Trainierte und Fortgeschrittene geeignet. Oft haben Klimmzugstangen um 45 Grad geneigte Enden; hier sollten Sie greifen, wenn Ihre Arme lang genug sind. Dieser Winkel kommt der Anatomie entgegen und entlas-

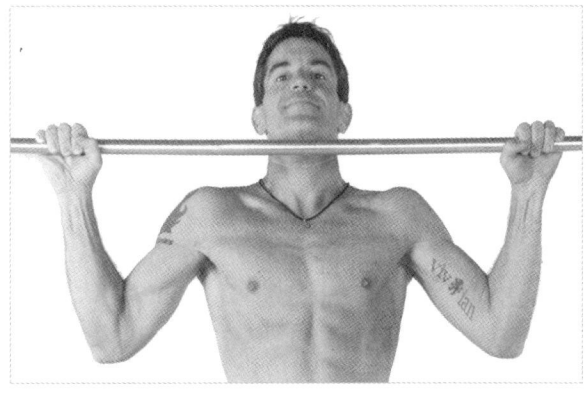

tet die Schultern. Aus mehrerlei Gründen ist dies die schwierigste Form des Klimmzugs. Vor allem belastet eine seitliche Griffposition die Schultern und Ellbogengelenke. Stabilisierende Muskeln, die normalerweise nicht viel Gewicht tragen müssen, sind jetzt zur Unterstützung der Arme und des großen Rückenmuskels richtig gefordert. Dies kräftigt Ihre gesamte obere Rückenmuskulatur, doch die Sache hat einen Haken: Die Belastung der Rotatorenmanschetten und Ellbogen kann Schmerzen oder sogar Gelenkschäden verursachen. Sparsam eingesetzt ist die Übung ein guter Gradmesser für die Gesamtstärke des oberen Rückens, aber hören Sie unbedingt auf, wenn Sie Schmerzen in Ellbogen und Schultern verspüren.

Kommando-Klimmzug

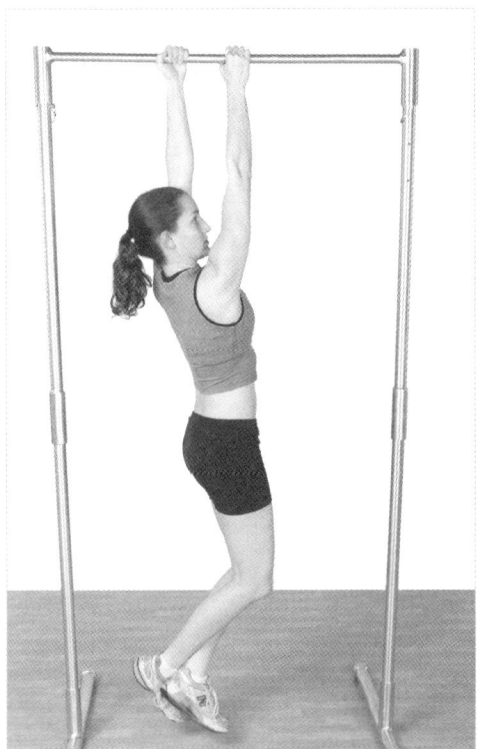
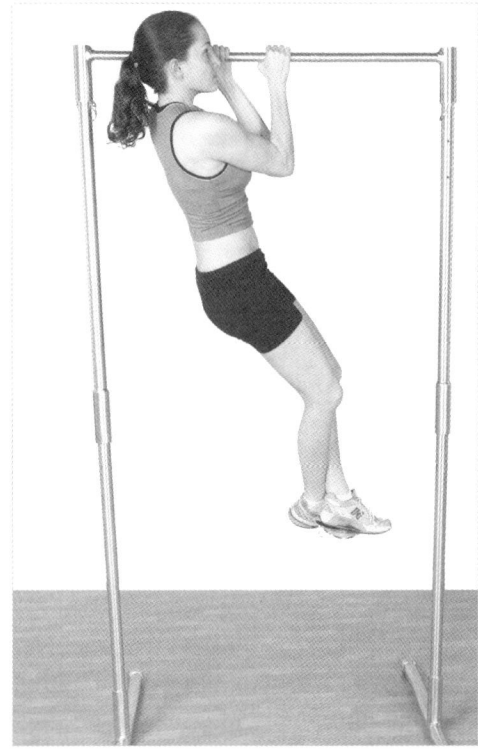

1 Stellen Sie sich aufrecht unter die Stange, und zwar so, dass Sie zur Seite blicken. Greifen Sie nach oben und packen die Stange wie einen Baseballschläger (im Wechselgriff). Die Ellbogen sollten 8 bis 10 Zentimeter voneinander entfernt, also nicht zur Seite abgespreizt sein.

2 Spannen Sie dann den Core an und ziehen Sie sich mithilfe von Bizeps, Schulter, Brust und Rücken hoch, bis der Kopf seitlich die Höhe der Stange erreicht. Am höchsten Punkt der Übung berühren Sie die Stange mit einer Schulter.

Senken Sie den Körper in einer langsamen, kontrollierten Bewegung in die Ausgangsposition ab. Nach jeder Wiederholung wechseln Sie die Schulter, mit der Sie die Stange berühren.

TOPFORM-VARIANTE: Um bei der Aufwärtsbewegung den Core zusätzlich zu aktivieren, ziehen Sie die angewinkelten Knie an und machen einen umgekehrten Crunch: Je höher die Beine kommen, desto besser. Sie können sogar mit den Füßen die Stange berühren.

Frontstütz

Dies ist eine Übung auf Zeit. Sie sollten daher während der Ausführung eine Uhr im Blick haben.

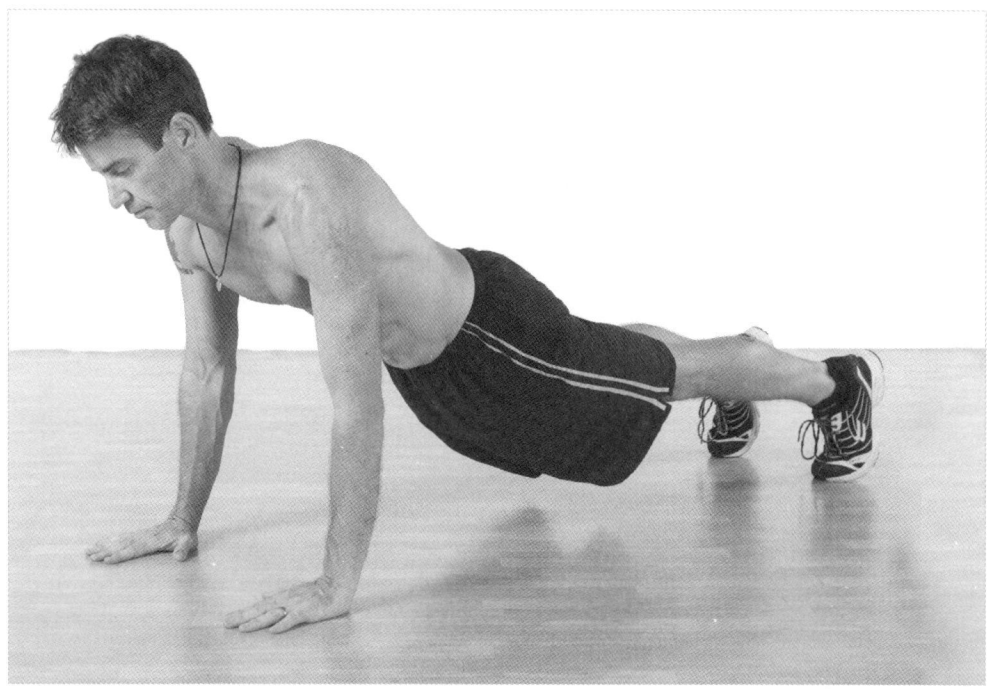

1 Platzieren Sie die Hände schulterbreit auf dem Boden. Die Finger zeigen nach vorne, die Arme sind nicht ganz durchgestreckt. Ihr Körper sollte vom Kopf bis zu den Fersen eine gerade Linie bilden. Die Füße werden etwa 15 Zentimeter voneinander entfernt aufgesetzt, mit dem Gewicht auf den Ballen. Spannen Sie nun den Core an, sodass der Rücken kein Hohlkreuz bildet und der Oberkörper nicht durchhängt. Sehen Sie auf die Uhr – Sie trainieren auf Zeit.

Sobald Sie die vorgeschriebene Dauer erreicht haben, senken Sie sich zum Boden ab.

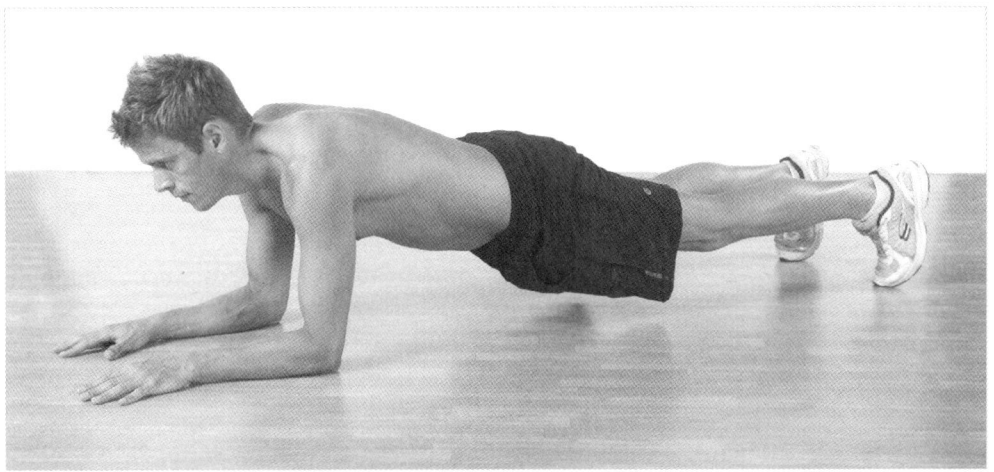

VARIANTE UNTERARMSTÜTZ: Legen Sie die Unterarme und Hände flach auf den Boden. Da bei dieser Variante Ihr Körper nahezu parallel zum Boden ist, müssen Sie Ihren Core noch stärker aktivieren, um von den Füßen bis zum Kopf eine gerade Linie zu halten.

ÜBERPRÜFEN SIE IHRE HALTUNG

Vergewissern Sie sich mithilfe eines Trainingspartners, eines Spiegels oder sogar eines Besenstiels, dass Ihr Körper gerade ist (eine kleine Mulde am unteren Ende der Wirbelsäule über dem Becken ist anatomisch bedingt und normal). Falls Sie ein etwa 1,20 Meter langes PVC-Rohr auftreiben können, lässt sich Ihr Frontstütz deutlich optimieren: Gehen Sie in den Unterarmstütz (möglichst parallel zum Boden) und lassen Sie sich von einem Trainingspartner das PVC-Rohr auf den Rücken legen – zwischen die Schulterblätter, die Wirbelsäule entlang bis übers Gesäß. Stoppen Sie gegenseitig die Zeit. Wer die Stange

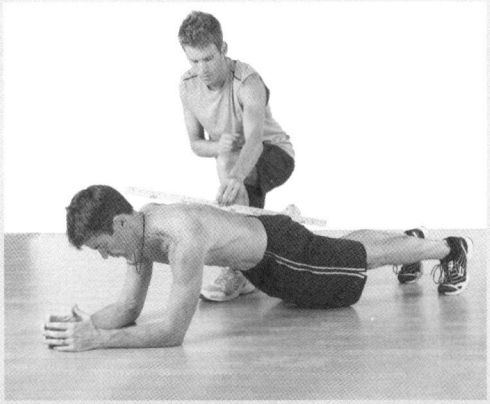

länger oben behalten kann, hat gewonnen. Wenn Sie den Schwierigkeitsgrad noch ein wenig steigern wollen, füllen Sie das Rohr mit etwas Sand und verschließen die Enden, um den Frontstütz mit Gewicht auszuführen.

Seitstütz

Der Seitstütz ist eine gute Isolationsübung, um die innere und äußere schräge wie auch die quer verlaufende Bauchmuskulatur zu trainieren. Menschen mit Problemen im unteren Rücken und einer entsprechenden Bewegungseinschränkung können möglicherweise vom Seitstütz profitieren. Das gilt aber nicht für alle. Da Sie den Körper in der Position des Seitstützes stabilisieren müssen, werden im ganzen Körper zahlreiche Stützmuskeln aktiviert: am Becken, Gesäß, Rücken und an der Brust. Als Faustregel gilt, dass der Seitstütz halb so lange gehalten wird wie der Frontstütz.

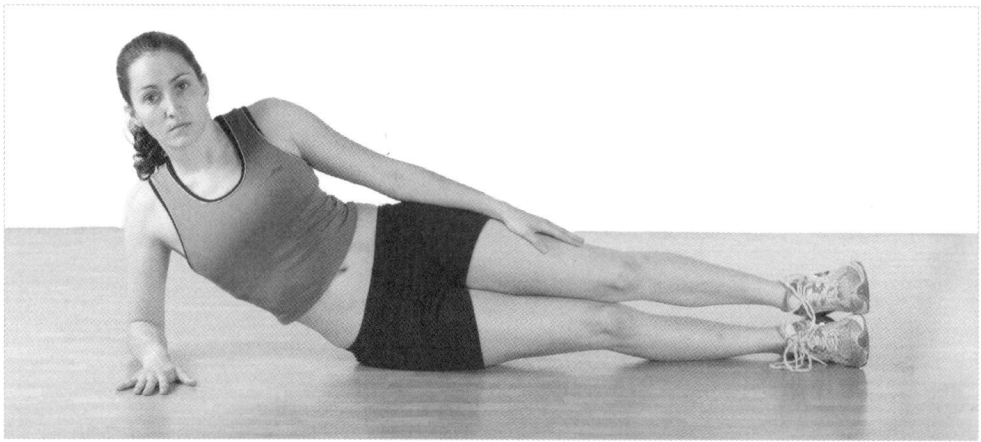

1 Stützen Sie sich in Seitenlage bei eng anliegendem freien Arm sowie geschlossenen Beinen und Füßen auf den Ellbogen; dabei sollte sich der Unterarm direkt unter der Schulter befinden und im rechten Winkel zum Körper vollständig auf dem Boden aufliegen.

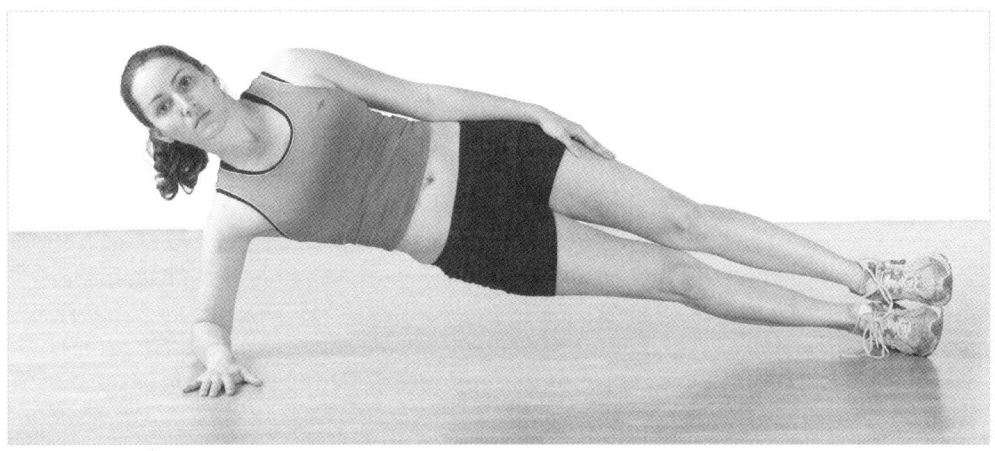

2 Spannen Sie den Core an und heben Sie das Becken, sodass Ihr Körper eine gerade Linie bildet. Der obere Arm wird seitlich angelegt. Für die vorgegebene Zeit oder so lange wie möglich halten.

Senken Sie das Becken dann langsam zum Boden ab. Auf der anderen Seite wiederholen.

ABWANDLUNG: Bei schwachen Knie-gelenken kann diese Übung mit gestreckten Beinen zu einer Überbelastung der Knie führen. Zur Stabilisierung hat sich eine Schaumstoffrolle, ein Medizinball oder der-gleichen bewährt. Legen Sie den Gegenstand unter den unteren Oberschenkel, sodass das Kniegelenk etwas gestützt wird, während die Beine ausgestreckt bleiben. Probieren Sie am besten selbst aus, in welcher Position Sie die Übung ohne unerwünschte Nebenwirkungen durchführen können.

Crunch mit Beinanziehen

Neben dem Frontstütz gehört diese Crunch-Variante zu meinen liebsten Core-Übungen: Nur wenige andere Übungen erzielen einen so großen Bewegungsumfang, trainieren so wirkungsvoll die gesamte gerade Bauchmuskulatur sowie die Rückenstrecker, ohne die obere Wirbelsäule und den Hals zu sehr zu belasten. Da die Hände nicht wie früher beim Sit-up im Nacken verschränkt werden, besteht keine Gefahr, ruckartig den Kopf nach vorn zu ziehen. Die Armbewegung hilft dabei, die Schultern auf gleicher Höhe zu halten und die Übung nicht zu verkürzen. Unmittelbares Feedback ist immer wertvoll, und bei dieser Übung wissen Sie augenblicklich, dass Sie mogeln, sobald die Arme nicht mehr parallel zum Boden sind. Dies ist eine sehr langsame, kontrollierte Bewegung, die am besten in einem gleichmäßigen Rhythmus durchgeführt wird: 3 Sekunden heben, 3 Sekunden halten, 3 Sekunden senken.

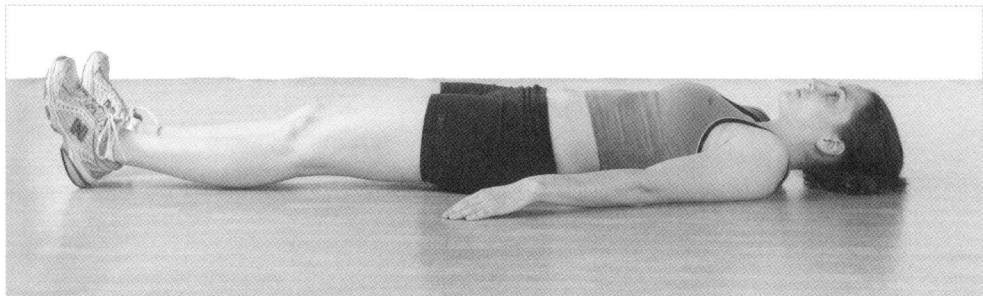

1 Legen Sie sich mit ausgestreckten Beinen, seitlich angelegten Armen und den Handflächen nach unten flach auf den Rücken.

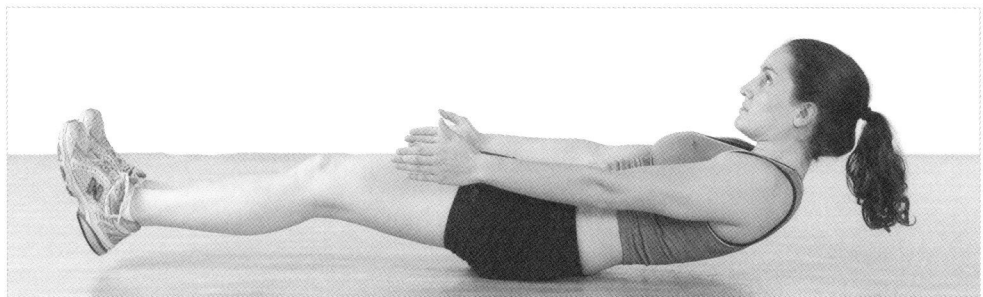

2 Heben Sie die Füße knapp eine Handbreit an, winkeln Sie die Knie an und führen Sie die Füße zum Gesäß, während Sie gleichzeitig die Arme heben und die Bauchmuskeln aktivieren, um den Oberkörper einzurollen.

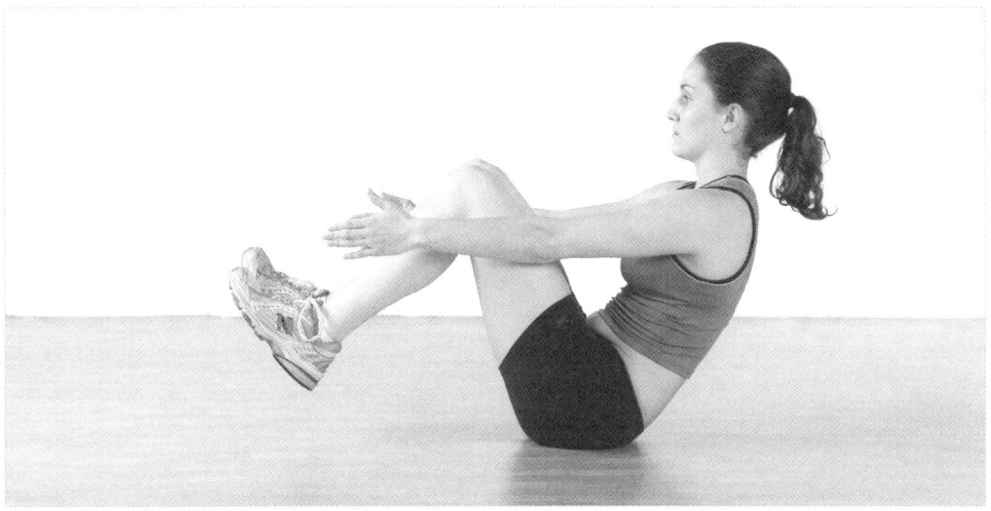

3 Heben Sie jetzt langsam Schultern und Kopf und bringen Sie, während Sie die Hände außen an den Knien vorbei nach vorne bewegen, Brust und Knie zusammen. Am höchsten Punkt der Übung 1 bis 3 Sekunden pausieren.

Kehren Sie langsam in die Ausgangsposition zurück. Achten Sie darauf, die Wirbelsäule in einer natürlichen, fließenden Bewegung abzurollen und mit Schultern und Kopf den Boden sacht zu berühren.

ABWANDLUNG: Wenn Sie die Bauchmuskulatur stärker aktivieren wollen, halten Sie die gestreckten Beine stets eine Handbreit über dem Boden, anstatt sie nach jeder Wiederholung abzulegen. Diese Variante, bei der Sie die Beine strecken und anwinkeln, ohne mit den Fersen den Boden zu berühren, ist deutlich kraftaufwendiger und beansprucht wesentlich mehr Muskeln an den Oberschenkeln, im Beckengürtel und an den Hüften. Denken Sie daran, die Hände parallel zum Boden zu halten – Sie betrügen sich nur selbst, wenn Sie sie anheben!

Beinschere

Mein Lehrer nannte diese Übung »15 Zentimeter«.

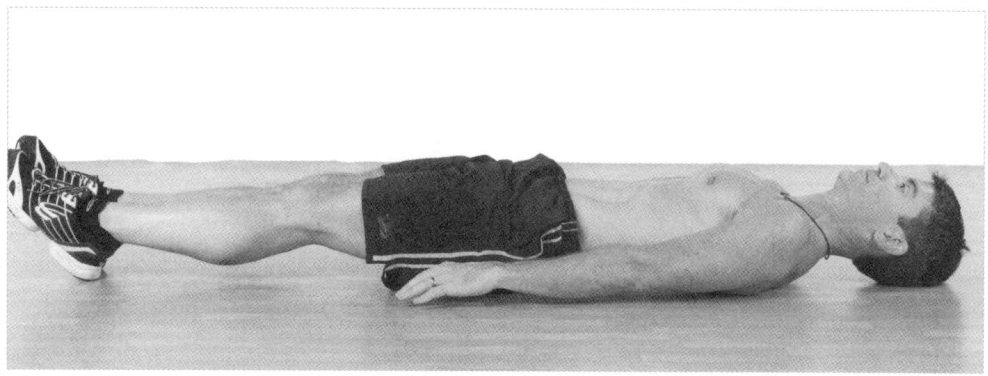

1 Legen Sie sich mit ausgestreckten Beinen und seitlich angelegten Armen flach auf den Rücken.

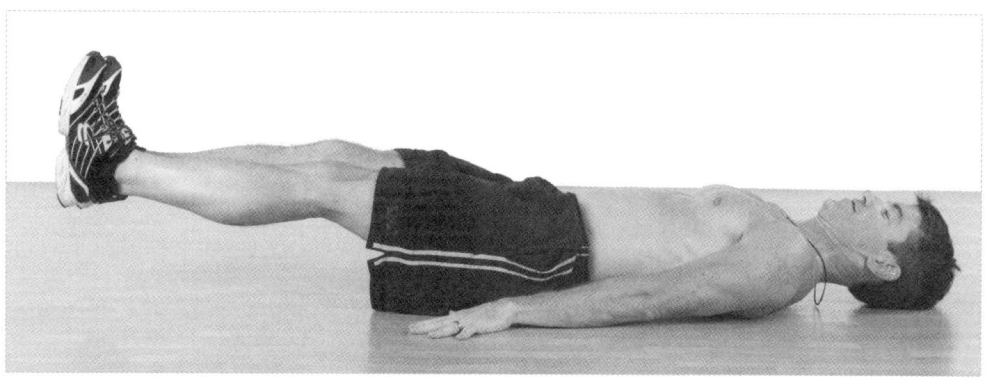

2 Spannen Sie die unteren Bauchmuskeln an und heben Sie die Füße 15 Zentimeter vom Boden. 5 Sekunden lang halten. (Ich winkle die Füße dabei gerne im 90-Grad-Winkel an, um die Waden etwas zu trainieren, aber Sie können die Zehen auch gestreckt lassen.)

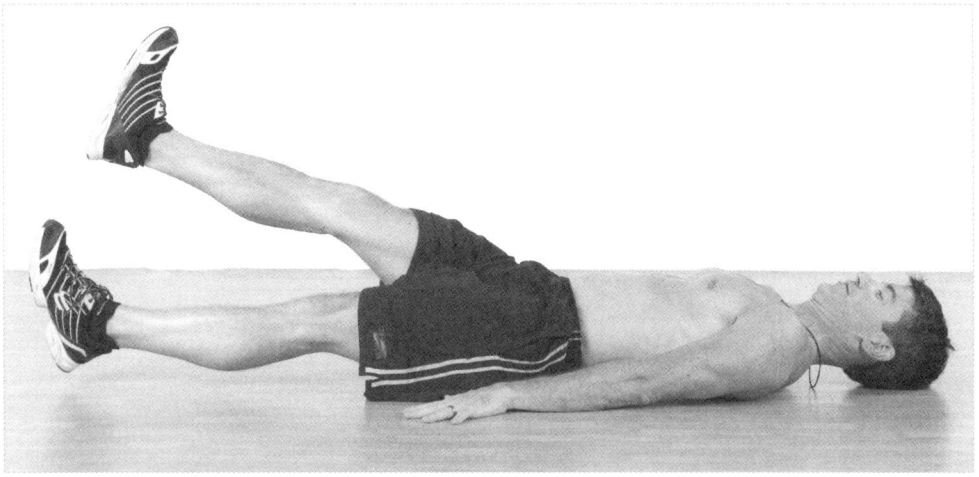

3 Während Sie den linken Fuß in dieser Stellung halten, heben Sie den rechten Fuß weitere 15 Zentimeter an (auf 30 Zentimeter über dem Boden). 5 Sekunden halten.

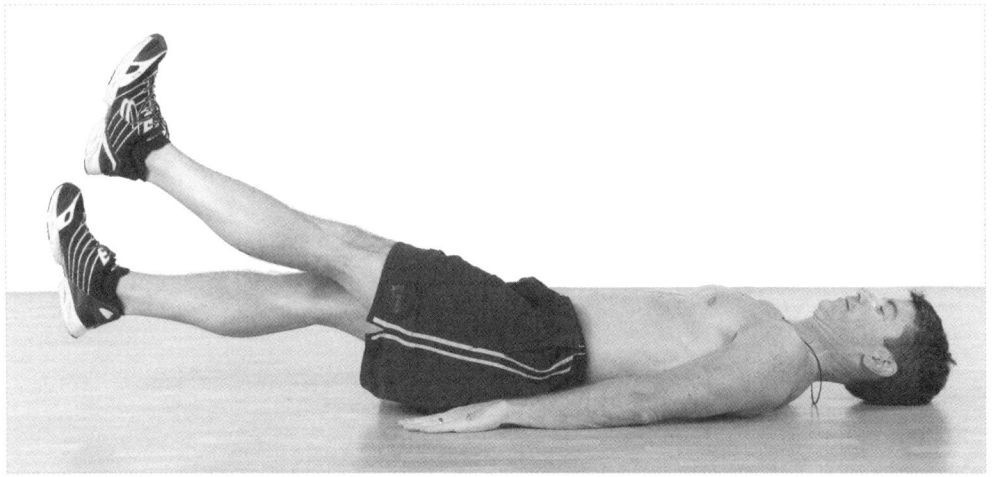

4 Nun gleichzeitig das rechte Bein auf 15 Zentimeter über dem Boden senken und das linke Bein um 15 Zentimeter anheben. 5 Sekunden halten.

Dies zählt als 2 Wiederholungen.

Mason Twist

*Diese Übung trainiert die schrägen Bauchmuskeln, die Rückenstrecker und sogar die Hüft-
beuger. Wählen Sie bei Drehbewegungen wegen der Belastung des unteren Rückens die
Gewichte mit Bedacht. Beginnen Sie mit einem möglichst leichten Gewicht, erhöhen Sie es
allmählich und achten Sie stets auf eine korrekte Ausführung.*

1 Setzen Sie sich mit leicht
angewinkelten Knien,
aufgestellten Fersen und am
Körper angewinkelten Armen
auf den Boden und halten Sie
einen Medizinball oder ein
Gewicht mit beiden Händen vor
der Brust.

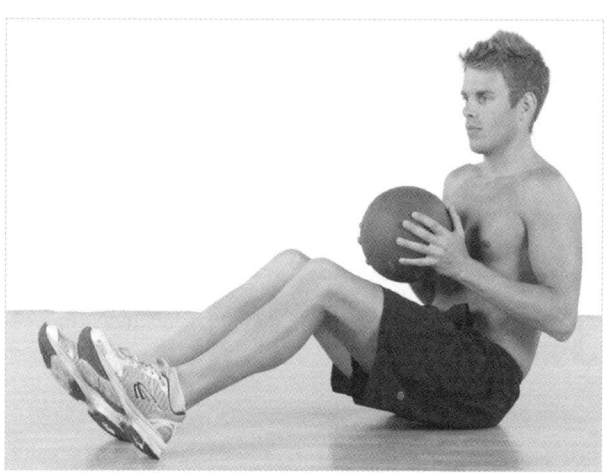

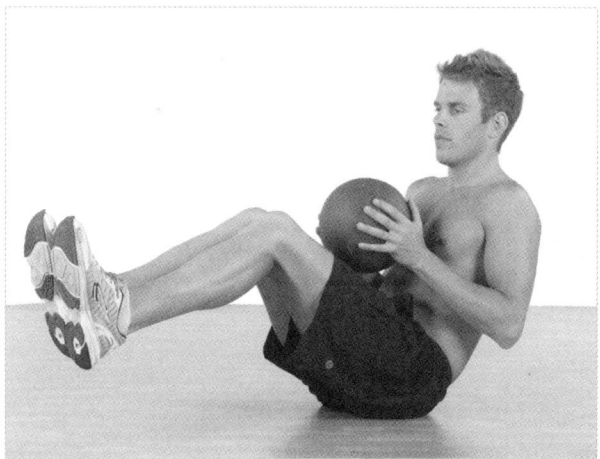

2 Heben Sie die Füße 10
bis 15 Zentimeter vom
Boden und balancieren Sie Ihr
Körpergewicht mit dem Gesäß
aus. Spannen Sie den Core an,
um den Rücken zu stützen.

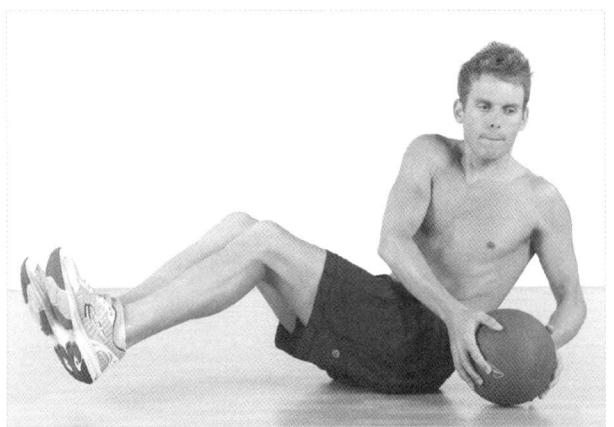

3 Behalten Sie diese Beckenposition bei, während Sie den Oberkörper in der Taille drehen und mit dem Ball links den Boden berühren.

4 Kehren Sie in die Mittelstellung zurück, die Füße bleiben weiter in der Luft, und halten Sie mithilfe der stabilisierenden Core-Muskulatur das Gleichgewicht. Dann drehen Sie den Oberkörper nach rechts und berühren dort mit dem Ball den Boden. Zurück zur Mitte.

Dieser Ablauf zählt als 1 Wiederholung.

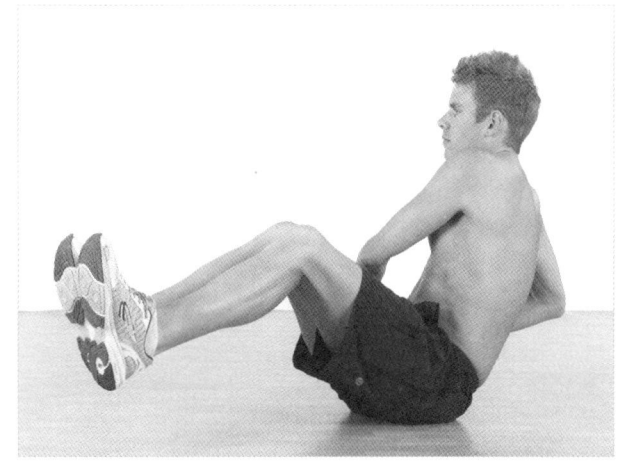

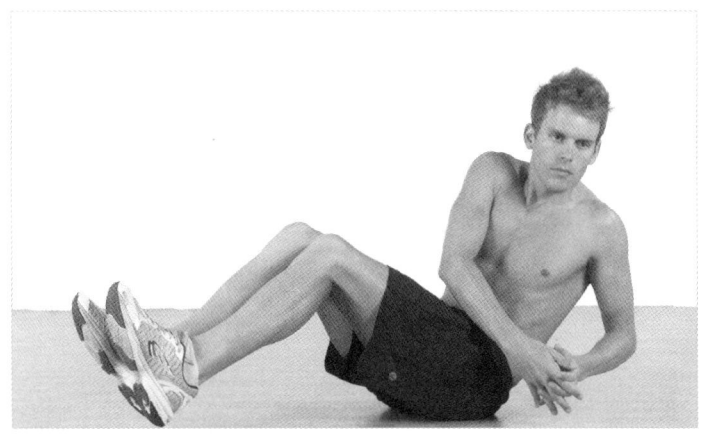

ABWANDLUNG:
Wen der Einsatz eines Zusatzgewichts überfordert, der kann einfach die Hände vor der Brust verschränken.

V-Sitz

Diese Übung ist anspruchsvoller, als ihr Name vermuten lässt! Es geht um eine langsame, kontrollierte Bewegung: Bringen Sie den Körper niemals ruckartig aus der Rückenlage in den V-Sitz – allzu leicht zieht man sich dabei eine Muskelzerrung zu! Um alles aus dieser Übung herauszuholen und all die vielen Stützmuskeln (sowie ihre Koordination) zu trainieren, sollte man die Übung langsam und präzise ausführen. Achten Sie darauf, dass der Core gleichmäßig beansprucht wird, und kontrollieren Sie im Spiegel die gerade Linie Ihres Oberkörpers sowie der Beine. Außerdem kann es nicht schaden, ein weiches Kissen unter das Steißbein zu legen.

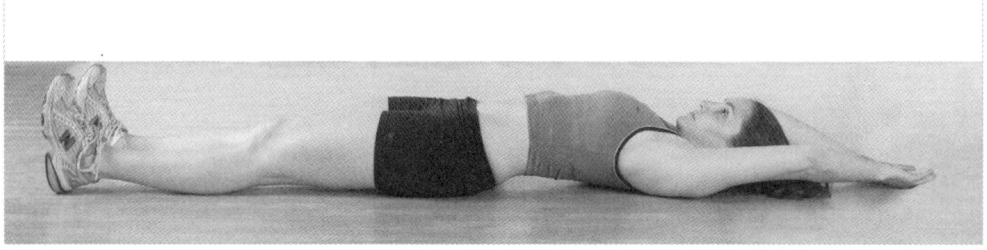

1 Legen Sie sich mit gestreckten Beinen und nach hinten ausgestreckten Armen flach auf den Rücken.

2 Spannen Sie die Bauchmuskeln an und heben Sie
gleichzeitig Beine und Oberkörper, bis sie ein V bilden.
Die Arme sind stets gestreckt
und können entweder parallel
zu den Beinen oder in Ver-
längerung des Oberkörpers
gehalten werden. Halten Sie
die Endposition mindestens 3
Sekunden.

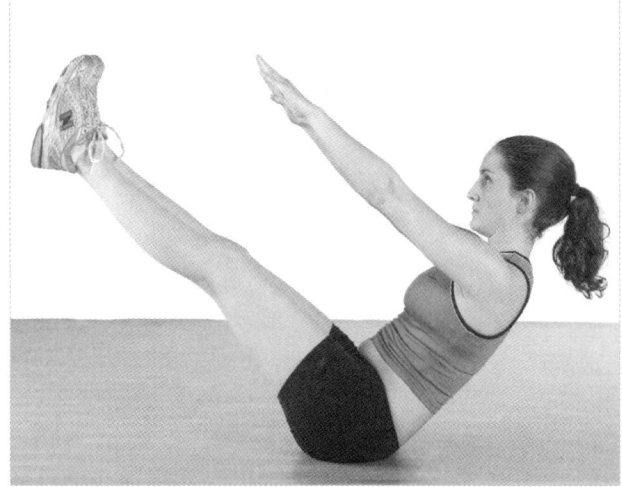

Senken Sie sich langsam
ab, ohne mit Schultern oder
Fersen den Boden zu berühren, und führen Sie dann 1
weitere Wiederholung durch.

Umgekehrter Crunch

Diese Übung wird langsam und kontrolliert ausgeführt. Sie liegen mit dem Rücken die ganze Zeit flach auf dem Boden und halten die Beine auf gleicher Höhe nebeneinander.

1 Legen Sie sich mit ausgestreckten Beinen und seitlich angelegten Armen auf den Rücken.

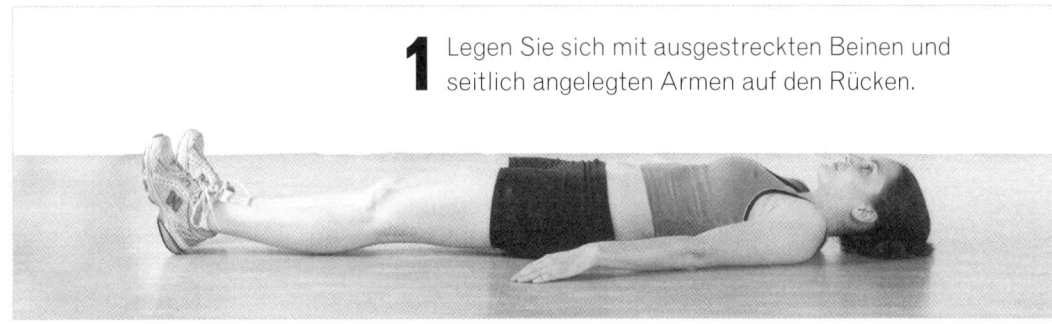

2 Heben Sie durch Anspannen der Bauchmuskulatur die Füße 10 bis 15 Zentimeter vom Boden, winkeln Sie die Knie an und ziehen Sie sie zur Brust. Achten Sie darauf, dass Sie den unteren Rücken nicht zu stark belasten, indem Sie die Hüften anheben. Halten Sie inne, wenn das Gesäß sich ein Stück von der Matte löst.

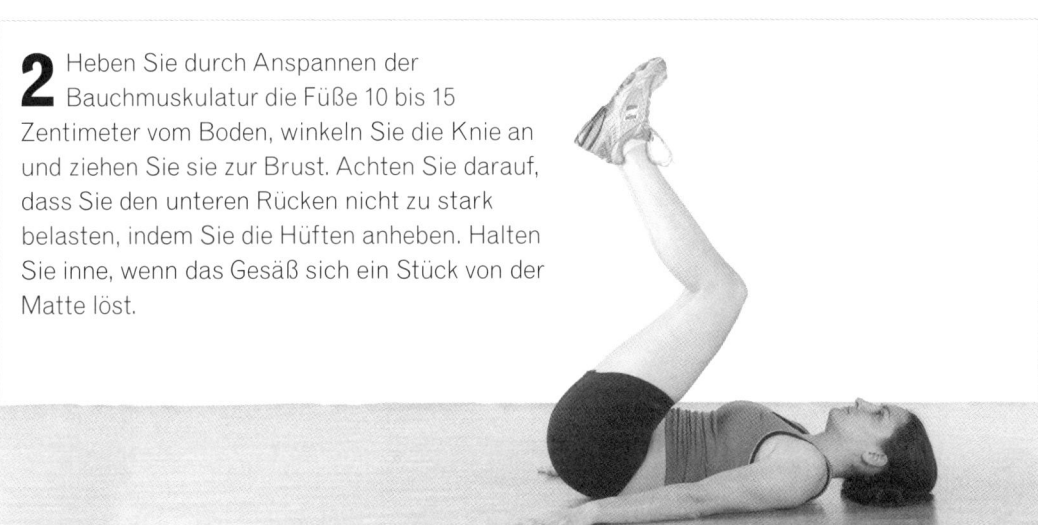

3 Senken und strecken Sie die Beine, bis die Füße wieder 10 bis 15 Zentimeter über dem Boden sind.

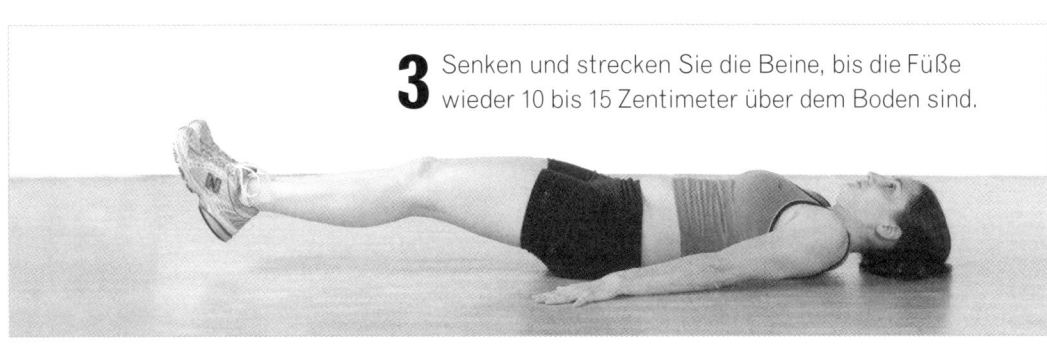

Beinheben im Hängen

Dies ist eine hervorragende Übung für die unteren Bauchmuskeln und die Hüften, die gleichzeitig Arme, Schultern und Rücken dehnt. Zu Beginn oder auch im Verlauf der Übung kann es sein, dass die Wirbel wieder in ihre natürliche Position gebracht werden: Wie sonst kaum im Alltag sind Ihre Wirbel hierbei nämlich keinerlei Gewicht oder Belastung ausgesetzt. Genießen Sie es!

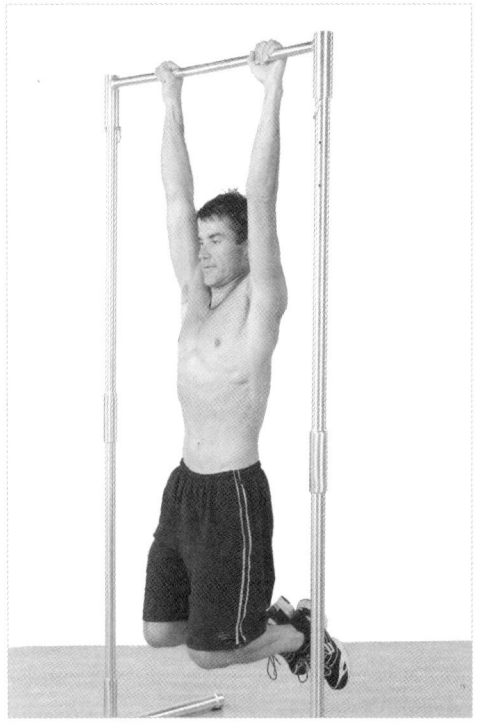

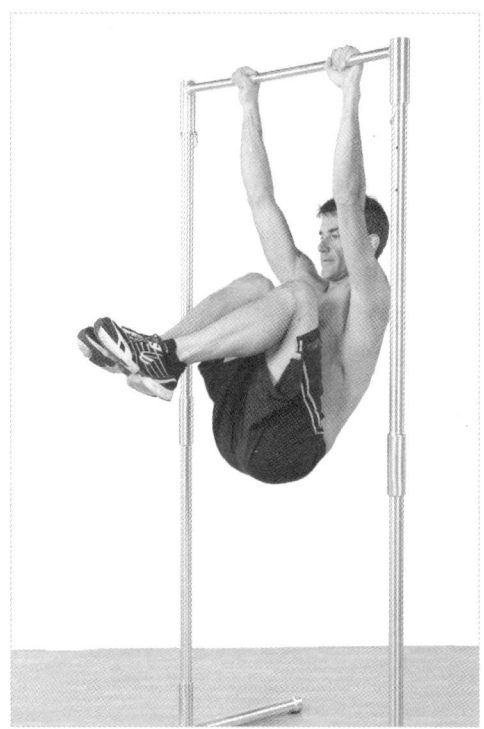

1 Greifen Sie eine Klimmzugstange im Griff Ihrer Wahl (Unter-, Ober- oder Wechselgriff) und hängen Sie mit nicht ganz durchgestreckten Armen daran.

2 Winkeln Sie durch Anspannen der Bauchmuskeln die Beine an und bringen Sie die Knie so dicht wie möglich an die Brust heran, während Sie den Oberkörper möglichst senkrecht halten. Zählen Sie während der Aufwärtsbewegung bis 3, halten Sie die obere Position 1 bis 3 Sekunden und führen Sie dann die Beine in 3 Sekunden wieder nach unten. Während der Übung nicht nach hinten lehnen, und zwischen den Wiederholungen nicht mit den Beinen schwingen.

TOPFORM-VARIANTE: Diese
Übung wird eine Nuance schwieriger,
wenn Sie sie durch die L-Stellung ergän-
zen. Nachdem Sie die Beine an die Brust
herangezogen und diese Position 3 Sekunden gehalten haben, strecken Sie die
Beine gerade nach vorne aus und halten
diese L-Stellung nochmals 3 Sekunden (Ihr
Rumpf bildet zusammen mit den Beinen
ein L). Noch nicht genug? Halten Sie
die L-Position und machen Sie ein paar
Klimmzüge.

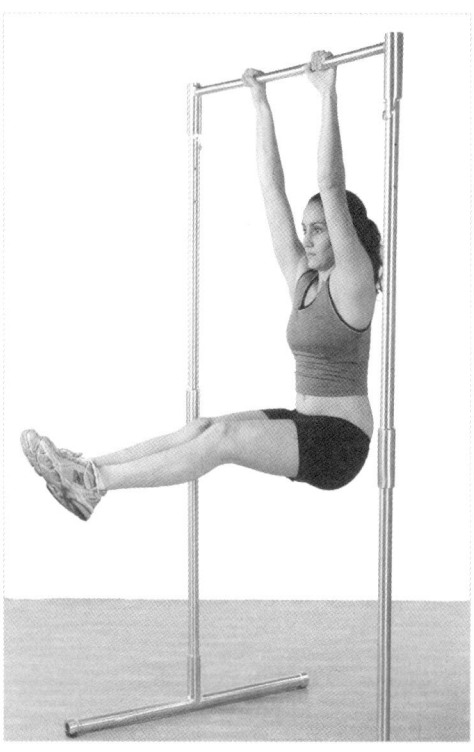

Leg Climber

Diese Übung ist gewissermaßen ein einbeiniger V-Sitz (Seite 90), bei dem die schrägen Bauchmuskeln aktiviert werden, da man in einer leichten Drehbewegung ein Bein greift und mit den Händen daran hinaufklettert. Die Übung wird langsam und kontrolliert ausgeführt. Es braucht eine gewisse Zeit, bis man sie beherrscht, und noch länger, bis die Ausführung richtig gut aussieht.

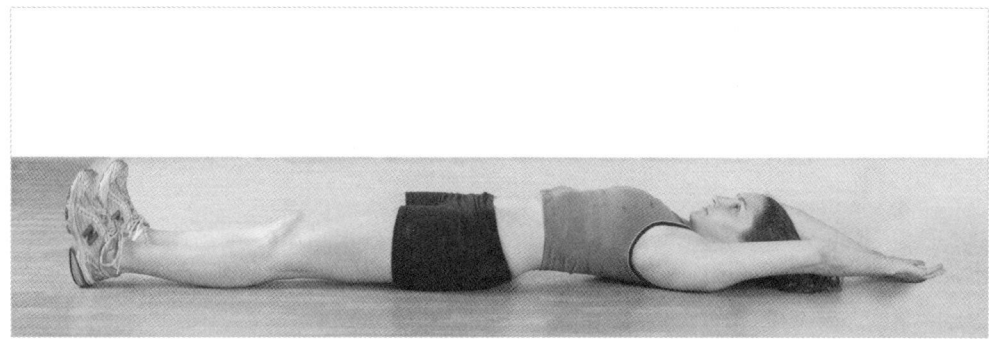

1 Legen Sie sich mit gestreckten Beinen und nach hinten ausgestreckten Armen flach auf den Boden. Die Oberarme befinden sich dicht neben den Ohren.

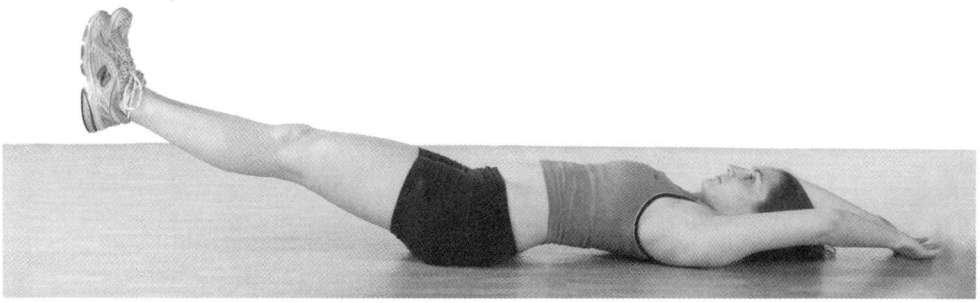

2 Spannen Sie die Bauchmuskeln an und heben Sie beide Beine 20 bis 30 Zentimeter an. Halten Sie die Beine gerade.

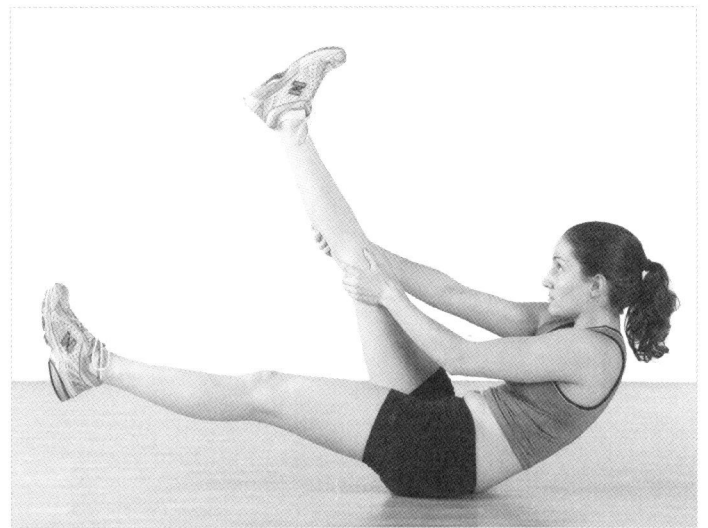

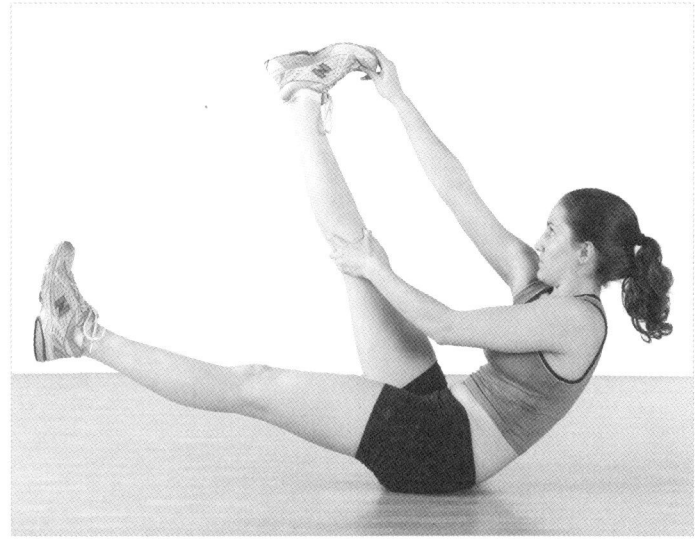

3—4 Während das linke Bein über dem Boden bleibt, heben Sie das rechte Bein und den Oberkörper zum V-Sitz. Greifen Sie das rechte Bein mit der linken Hand an der Innenseite (je höher, desto besser) und mit der rechten Hand etwas näher am Fuß. Klettern Sie mit den Händen langsam zur Fußspitze hoch. Bei korrekter Ausführung sollte es ein wenig so aussehen, als wollten Sie auf die unbequemste Art und Weise die Zehennägel Ihres rechten Fußes inspizieren: mit dem rechten Fuß in der Hand, dem Oberkörper und dem rechten Bein in V-Form, während Sie mit dem ausgestreckten linken Bein versuchen, das Gleichgewicht zu halten.

Fahrrad-Crunch

1 Legen Sie sich mit gestreckten Beinen flach auf den Boden und halten Sie die Hände beidseitig neben dem Kopf, sodass die Finger die Schläfen berühren.

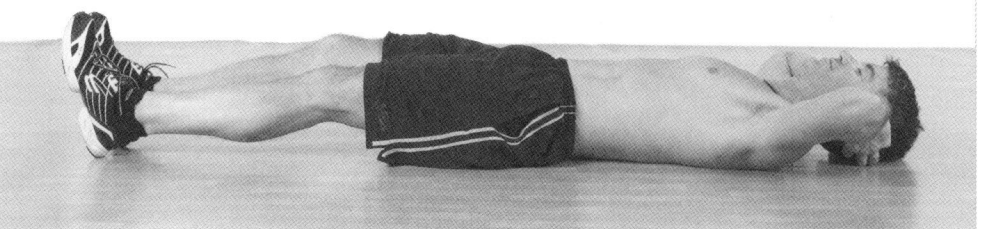

2 Heben Sie die Füße 15 Zentimeter hoch, spannen Sie die gerade Bauch- muskulatur an und heben Sie den oberen Rücken sowie die Schultern vom Boden an. Winkeln Sie in einer fließenden Bewegung das linke Knie an und ziehen Sie es zum Körper, sodass Ober- und Unterschenkel einen rechten Winkel bilden. Gleichzeitig drehen Sie mithilfe der schrägen Bauchmuskeln den Rumpf und berühren mit dem rechten Ellbogen die Innenseite des linken Knies.

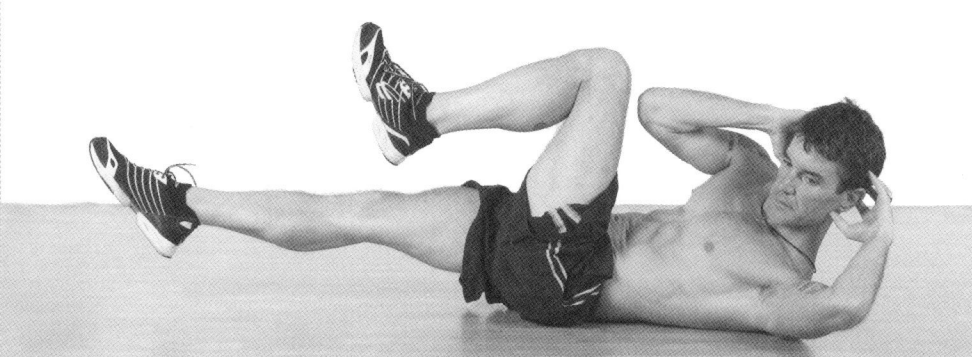

3 Drehen Sie den Rumpf wieder zurück in die Mittelposition und senken Sie den Oberkörper ab, ohne mit den Schultern den Boden zu berühren.

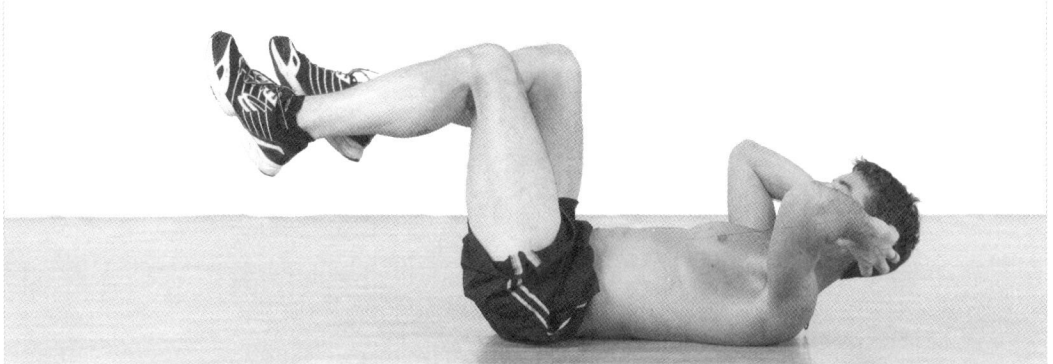

4 Strecken Sie das linke Knie und lassen Sie den Fuß wieder auf 15 Zentimeter über dem Boden sinken. Dann winkeln Sie das rechte Bein um 90 Grad an, spannen die Bauchmuskeln an, drehen den Rumpf zur anderen Seite und berühren mit dem linken Ellbogen die Innenseite des rechten Knies.

Dies sind 2 Wiederholungen.

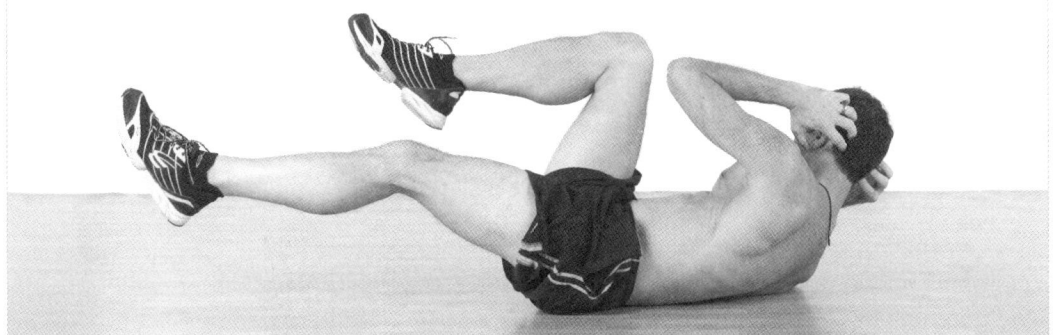

Superman

Zwar fliegen Sie bei dieser Übung nicht durch die Luft, sondern liegen auf dem Bauch, doch die Haltung erinnert an die Flugpose von Superman. Außerdem würde der Mann aus Stahl die Bedeutung dieser Übung ganz gewiss würdigen, da sie den unteren Rücken kräftigt und insbesondere die Rückenstrecker aktiviert – genau die Muskeln, mit deren Hilfe wir uns aufrecht halten.

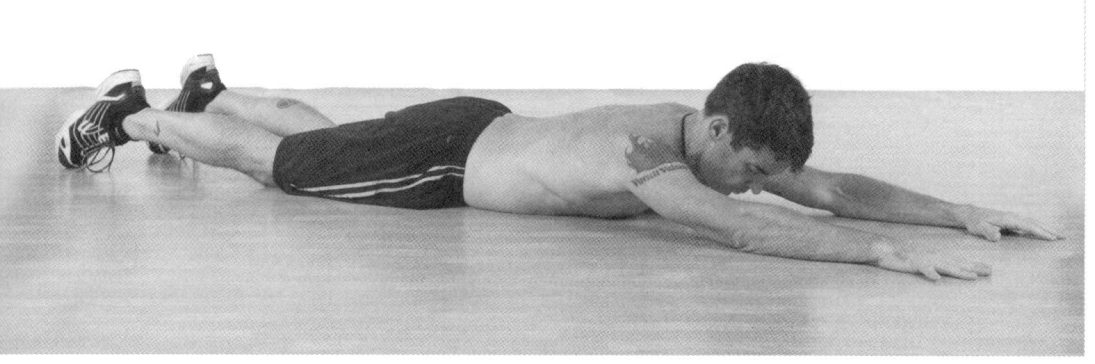

1 Legen Sie sich bäuchlings auf den Boden, strecken Sie die Arme und Beine lang aus. Halten Sie die Knie gerade, als würden Sie fliegen.

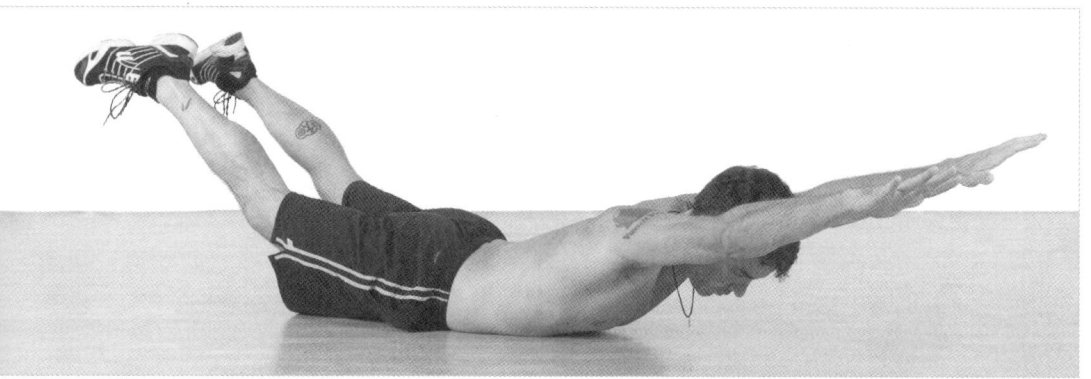

2 Spannen Sie in einer langsamen, kontrollierten Bewegung die Rückenstrecker an und heben Sie Arme und Beine 10 bis 15 Zentimeter vom Boden. 5 Sekunden halten.

Kehren Sie langsam in die Ausgangsstellung zurück.

Kniebeuge

Bei der Kniebeuge ist die korrekte Ausführung entscheidend, um die größtmögliche Wirkung zu erzielen. Überprüfen Sie Ihre Haltung in einem Spiegel.

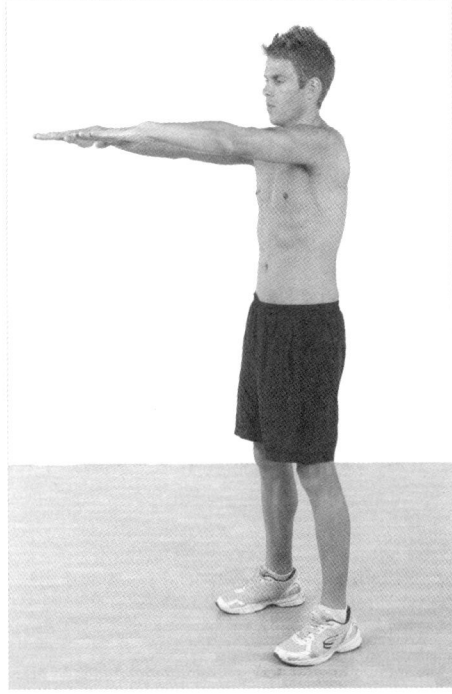

1 Stellen Sie sich aufrecht hin, die Füße sind etwa schulterbreit voneinander entfernt, die Zehen zeigen leicht nach außen. Strecken Sie die Arme vor Ihrem Körper aus, sodass sie parallel zum Boden sind.

2 Beugen Sie Hüfte und Knie, spannen Sie die Gesäßmuskeln an und senken Sie sich ab, als wollten Sie sich auf einen Stuhl setzen. Dabei halten Sie den Kopf hoch, blicken geradeaus und lassen die Arme nach vorne ausgestreckt, um das Gleichgewicht zu halten. Ihr Oberkörper sollte leicht vorgebeugt sein, sodass die Schultern sich fast über den Knien befinden; die Knie sollten nicht über die Zehen hinausragen. Ihr Gewicht ruht zwischen Ferse und Mittelfuß, verlagern Sie es nicht auf die Ballen oder die Ferse. Beenden Sie die Bewegung, wenn Ihre Knie im rechten Winkel oder die Oberschenkel parallel zum Boden sind.

Drücken Sie sich dann aus den Fersen zügig in die Ausgangsposition hoch. Strecken Sie die Knie am höchsten Punkt der Übung nicht ganz durch. Dies ist 1 Wiederholung.

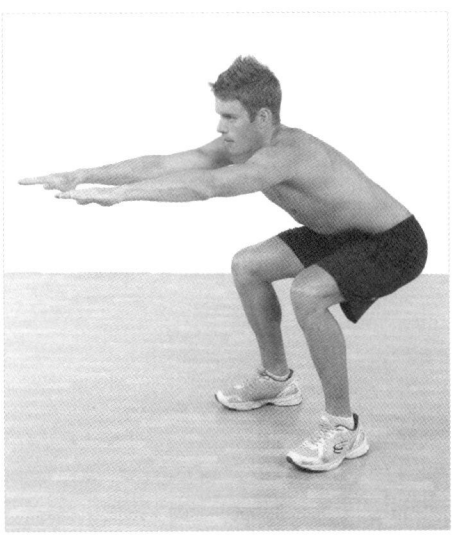

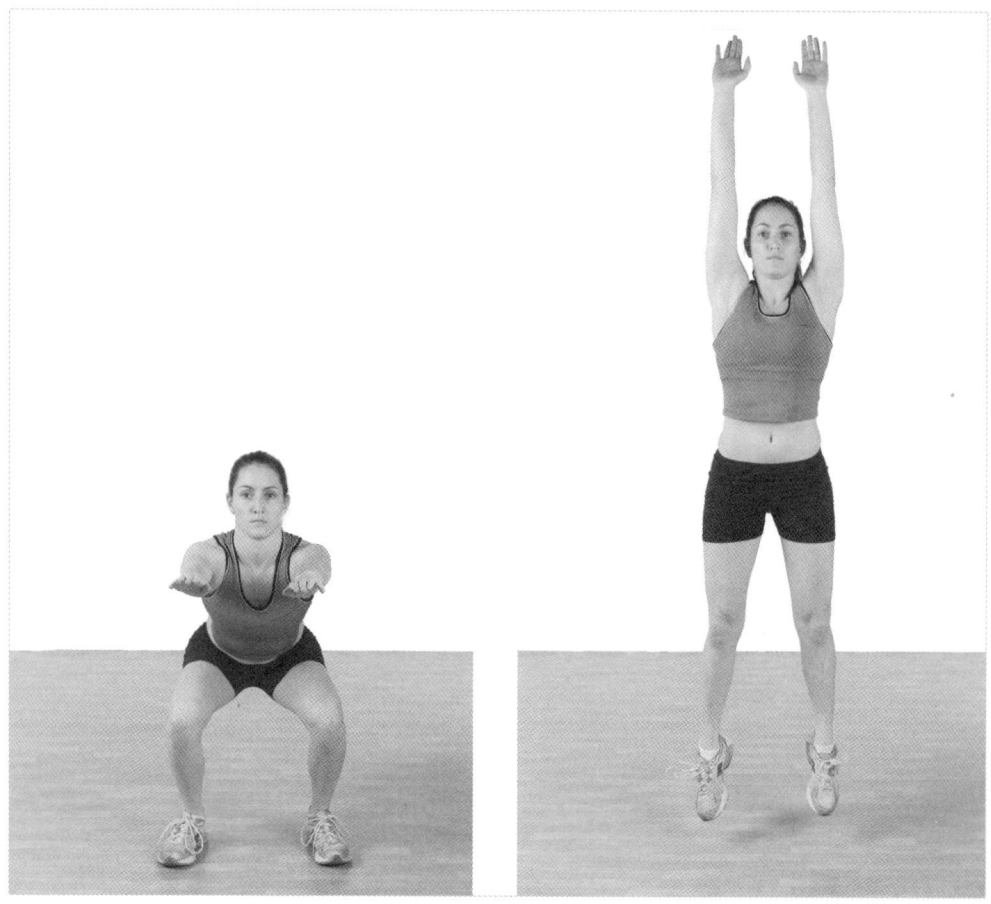

VARIANTE SPRUNGKNIEBEUGE: Bei dieser Variante senken Sie sich in die Hocke ab, reißen dann die Arme hoch und springen in die Luft. Sanft auf den Füßen landen.

Kniebeuge mit Medizinball

Das Gewicht des Medizinballs macht die Übung etwas anstrengender und trainiert zudem Arme, Core und – durch die ständige Schwerpunktverlagerung – eine Vielzahl an Nebenmuskelgruppen. Außerdem ist es von Vorteil, auch noch etwas Sinnvolles mit den Händen zu machen.

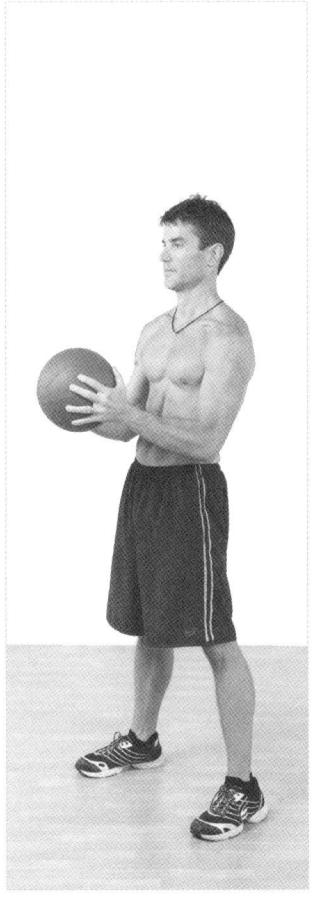
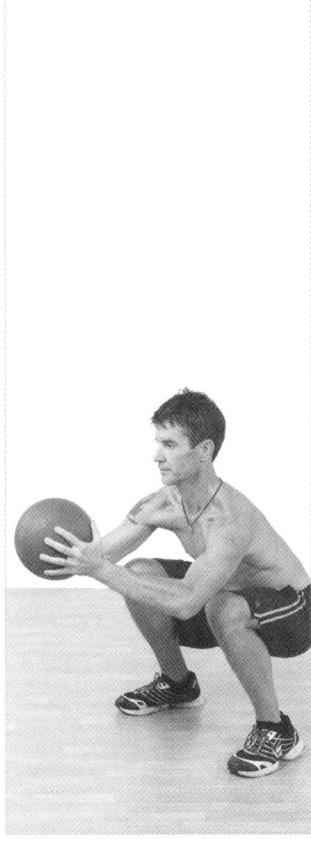
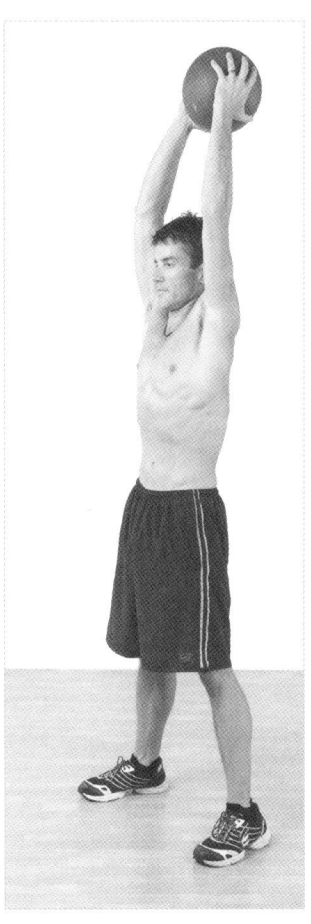

1 Stellen Sie sich aufrecht hin, die Füße sind etwa schulterbreit auseinander, die Zehen zeigen leicht nach außen. Halten Sie einen Medizinball auf Brusthöhe.

2 Machen Sie eine normale Kniebeuge. Sobald Ihre Beine einen rechten Winkel bilden, kehren Sie langsam in den Stand zurück.

3 Atmen Sie aus und heben Sie den Ball über den Kopf. Anschließend bringen Sie den Ball langsam wieder auf Brusthöhe.

Wandsitz

Der Bewegungsablauf ähnelt dem der Kniebeuge, doch handelt es sich beim Wandsitz um eine Halteübung auf Zeit. Das Ganze ist anstrengender, als man denkt, und lässt sich, damit keine Langeweile aufkommt, hervorragend mit Kniebeugeń und Ausfallschritten kombinieren.

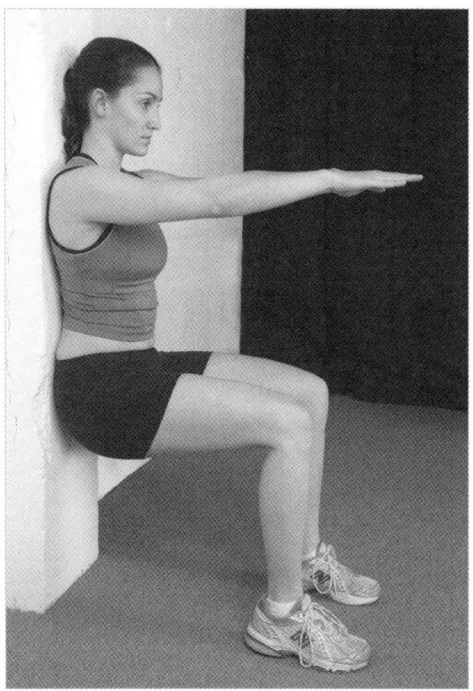 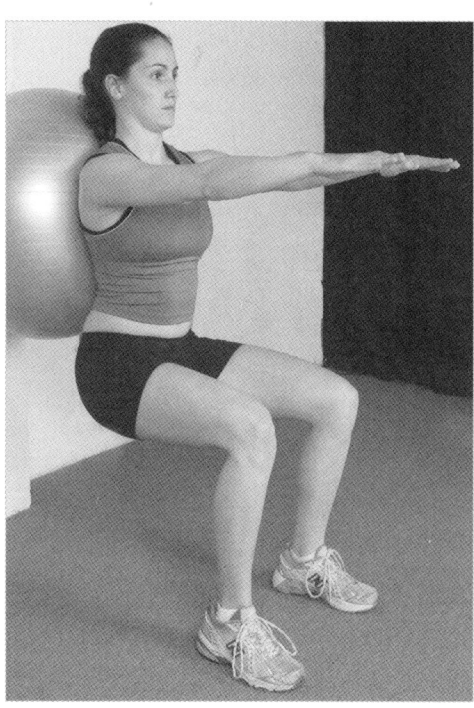

DIE POSITION: Lehnen Sie den Rücken fest an eine stabile Wand, wandern Sie dann mit den Füßen nach vorne, bis Ober- und Unterschenkel einen rechten Winkel bilden. Halten Sie den Kopf hoch, die Bauchmuskeln angespannt, den Rücken durchgedrückt und zählen Sie, während Sie normal weiteratmen, die Sekunden. Falls Sie sich etwas abstützen wollen, können Sie die Hände auf die Knie legen. Ansonsten lassen Sie sie seitlich herunterhängen, heben sie über den Kopf oder strecken sie geradeaus.

BALLVARIANTE: Der Wandsitz wird schwieriger, wenn man einen Gymnastikball zwischen Rücken und Wand platziert. Dies aktiviert eine Vielzahl an Nebenmuskeln in Ihrem Unterkörper und im Core.

Ausfallschritt vorwärts

1 Stellen Sie sich aufrecht hin, die Füße sind etwa schulterbreit auseinander, die Zehen zeigen leicht nach außen. Lassen Sie die Arme seitlich hängen.

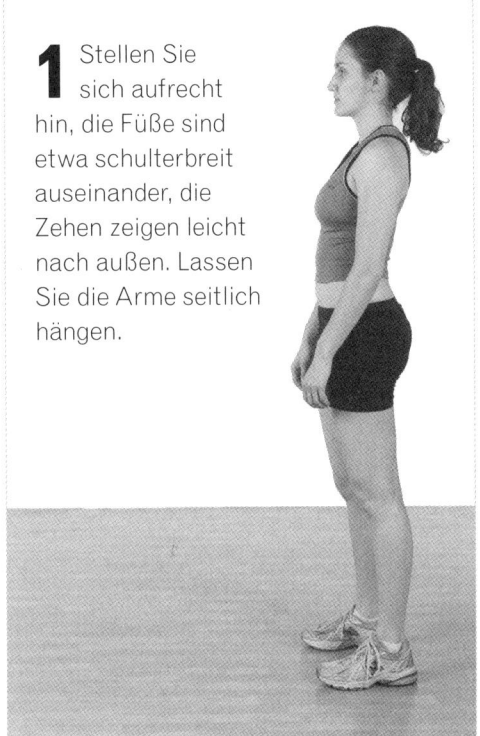

2 Machen Sie mit dem rechten Fuß einen großen Schritt nach vorn. Beugen Sie beide Knie und senken Sie die Hüfte so weit ab, bis beide Beine einen rechten Winkel bilden. Ihr linkes Knie berührt dabei fast den Boden, der linke Fuß ruht auf den Zehen. Spannen Sie während der gesamten Übung den Core an und halten Sie Rücken, Hals und Hüften gerade. Drücken Sie sich dann mit dem rechten Fuß hoch, strecken Sie beide Knie und kehren Sie in die aufrechte Stellung zurück. Mit dem anderen Bein wiederholen.

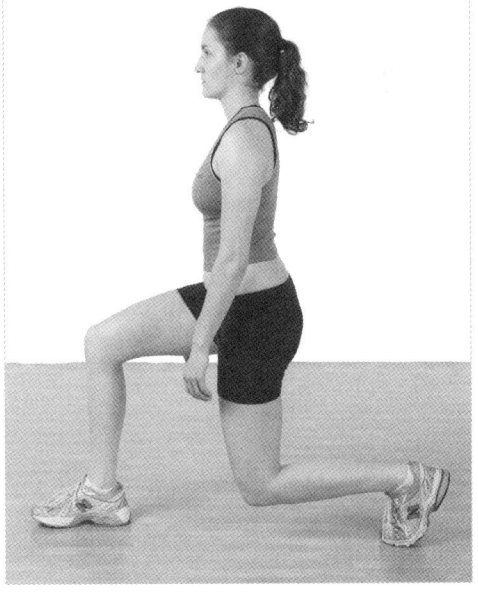

RÜCKWÄRTSVARIANTE: Ausfallschritte rückwärts werden wie die Ausfallschritte vorwärts ausgeführt, nur dass Sie dabei einen Ausfallschritt nach hinten machen. Dabei ist es ein wenig schwieriger, das Gleichgewicht zu halten, aber die Stützmuskulatur in Becken, Beinen und Core wird noch wirkungsvoller aktiviert.

Ausfallschritt mit Drehung

Diese Übung entspricht dem Ausfallschritt vorwärts oder rückwärts, aber diesmal haben auch die Hände ihren Spaß!

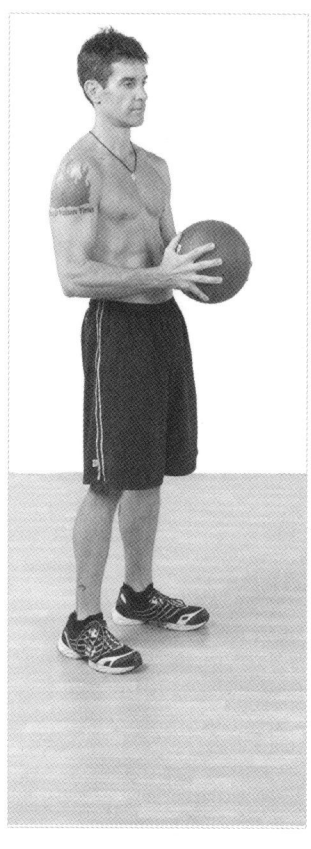 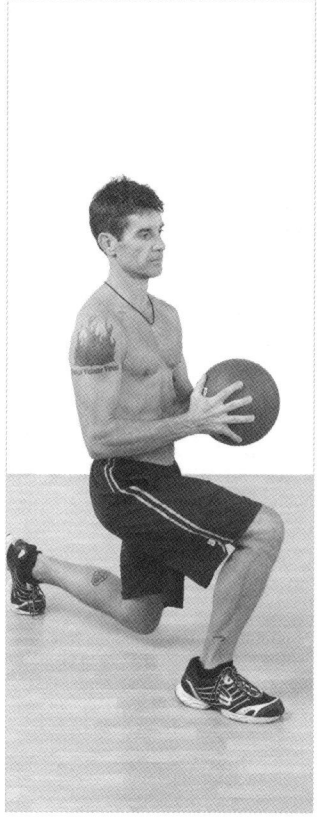 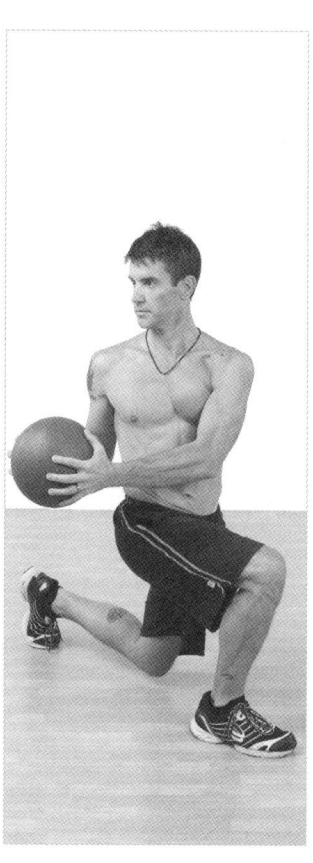

1 Stellen Sie sich aufrecht hin, die Füße sind etwa schulterbreit auseinander, die Zehen zeigen leicht nach außen. Halten Sie den Ball vor der Brust

2–3 Machen Sie mit dem rechten Fuß einen Ausfallschritt nach vorn (oder nach hinten). Während Sie die Hüften absenken, bis beide Beine im rechten Winkel gebeugt sind, drehen Sie den Core zur Seite und schwenken den Ball seitlich um 90 Grad nach rechts. In die Ausgangsposition zurückkehren und die Übung auf der anderen Seite wiederholen.

Marschdrehung

Beginnen Sie langsam und steigern Sie die Intensität allmählich. Um die Herzfrequenz zu erhöhen, können Sie ruhig ein paar Intervalle einlegen.

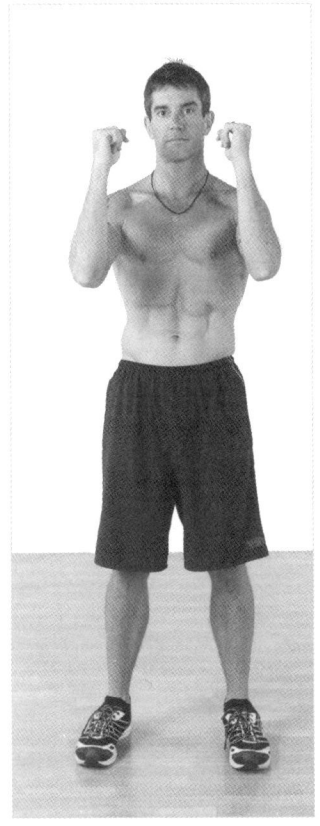
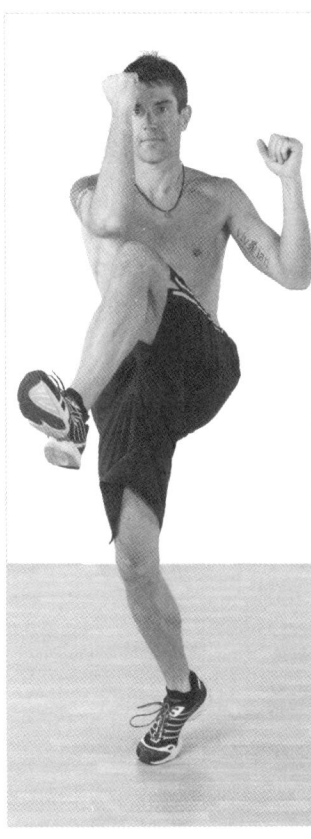
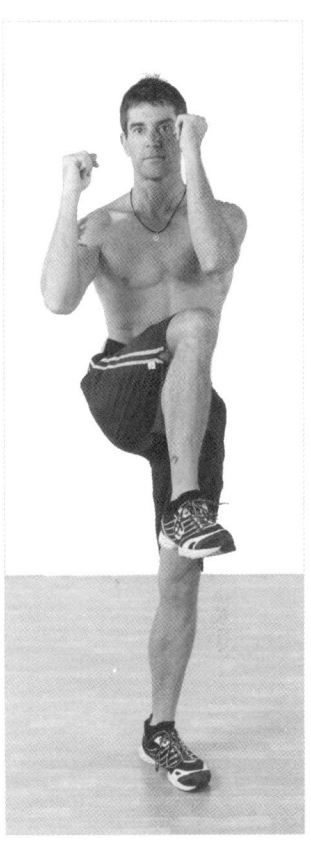

1 Stellen Sie sich aufrecht hin, die Füße sind etwa schulterbreit auseinander, die Zehen zeigen leicht nach außen. Halten Sie die Arme vor dem Körper und winkeln Sie die Ellbogen um 90 Grad an.

2 Drehen Sie den Rumpf nach links und führen Sie das linke Knie zum rechten Ellbogen.

3 Wiederholen Sie die Bewegung mit dem rechten Knie und dem linken Ellbogen. Ein kleiner Hüpfer mit dem Standfuß erleichtert den Wechsel von einem Bein auf das andere.

Bergsteiger

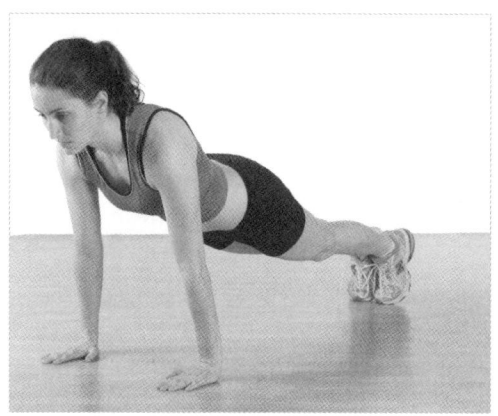

1 Gehen Sie in die Liegestützposition. Die Hände befinden sich unter den Schultern, der Core ist angespannt und der Körper bildet von Kopf bis Fuß eine gerade Linie.

2 Heben Sie die rechte Fußspitze ein wenig vom Boden, führen Sie das rechte Knie Richtung Brust und stellen Sie den rechten Fuß unter dem Körper auf.

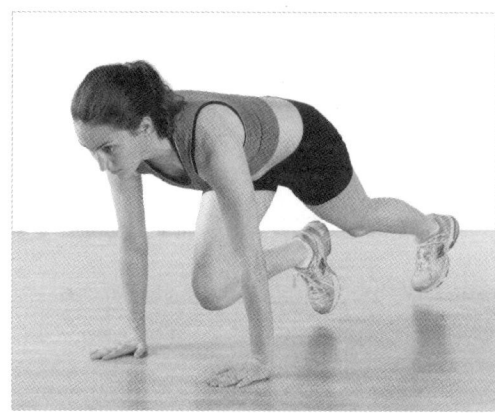

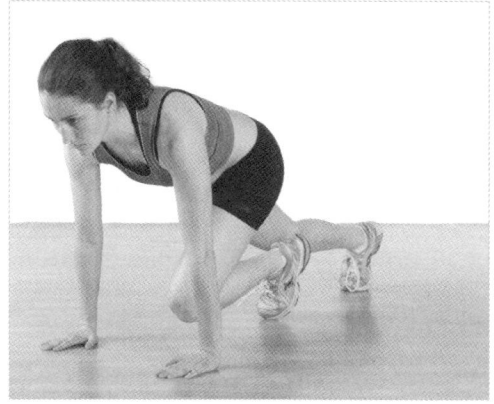

3 Führen Sie mit einem kleinen Hüpfer beider Fußspitzen den rechten Fuß in die Ausgangsposition zurück. Gleichzeitig bringen Sie das linke Knie Richtung Brust und stellen den linken Fuß unter dem Körper auf. Führen Sie diese Bewegung weiter abwechselnd aus und achten Sie stets darauf, dass die Hüften tief bleiben.

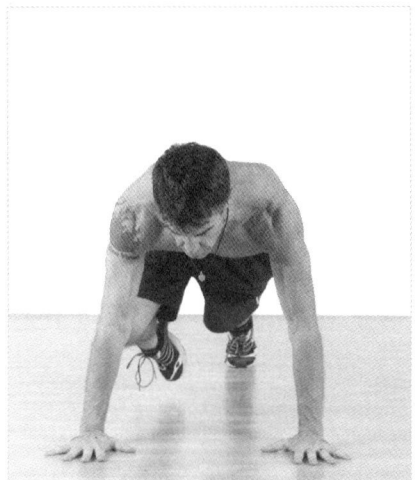 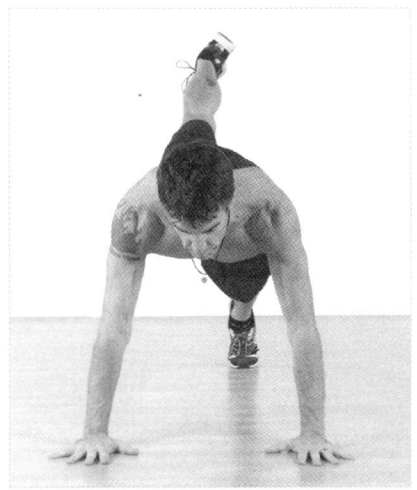

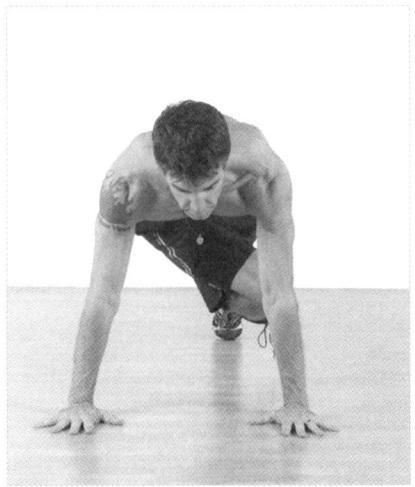 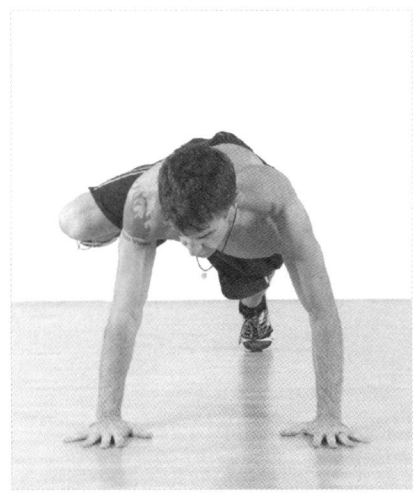

VARIANTE FÜR FORTGESCHRITTENE: Diese Übung für Fortgeschrittene trainiert den Core sehr intensiv und ist streng genommen ein Frontstütz mit sehr viel Beinarbeit, der Po und Hüften stärkt. Statt von einem Bein auf das andere zu hüpfen, führen Sie nun das rechte Knie zur rechten Schulter und strecken das Bein anschließend gerade hinter sich aus (dies ist der »Maultiertritt«), heben Sie dabei den Fuß so hoch wie möglich an, ohne die Hüften zu bewegen. Nicht mit dem Po wackeln! Ohne mit dem Fuß den Boden zu berühren, wird dann das rechte Knie zur linken Schulter geführt, bevor Sie das Bein zu einem weiteren Maultiertritt nach hinten strecken. Als Letztes das Bein seitlich heben (wie ein Hund an einem Baum) und das Knie erneut zur rechten Schulter führen, dann die Sequenz mit einem dritten Tritt nach hinten abschließen und in die Ausgangsstellung zurückkehren. Jetzt wiederholen Sie den Ablauf mit dem linken Bein.

Burpee (Liegestützsprung)

Der Burpee ist eine Kombination aus einer Kniebeuge, dem Bergsteiger mit beiden Beinen, einem Liegestütz und einem Luftsprung. Er ist eine fantastische Ganzkörperübung, die Sie überall ausführen können. Der schweißtreibende Burpee trainiert Arme, Brust, Gesäß, hintere Oberschenkelmuskulatur, Waden und Core. Da es sich hierbei um eine Übung mit mehreren Positionen handelt, sollten Sie sich die Zeit nehmen, jede davon einzeln zu lernen und auszuführen, bevor Sie die ganze Sequenz bei vollem Tempo in Angriff nehmen.

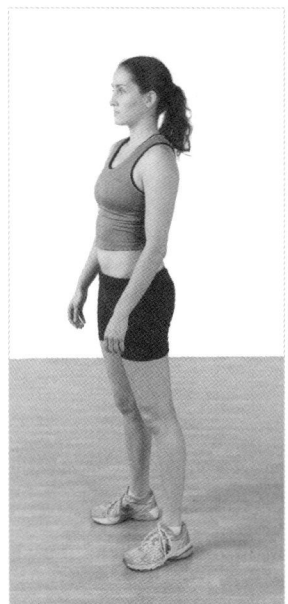

1 Stellen Sie sich aufrecht hin, die Füße sind etwa schulterbreit auseinander, die Zehen zeigen leicht nach außen.

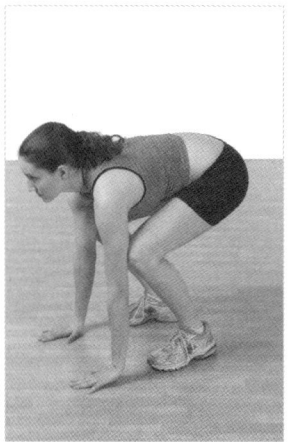

2 Schieben Sie wie bei einer Kniebeuge die Hüften nach hinten und gehen Sie in die Hocke. Halten Sie den Kopf aber hoch. Dann verlagern Sie das Gewicht nach vorne und stützen die Hände zwischen, neben oder vor den Füßen auf den Boden – Hauptsache, Sie haben stabilen Halt.

3 Springen Sie mit den Füßen nach hinten in die Liegestützposition, sodass der Körper von Kopf bis Fuß eine gerade Linie bildet. Spannen Sie den Core fest an, um kein Hohlkreuz zu bilden.

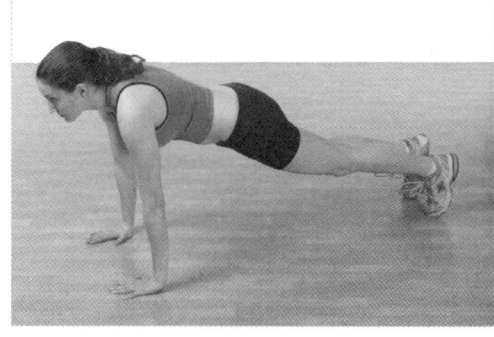

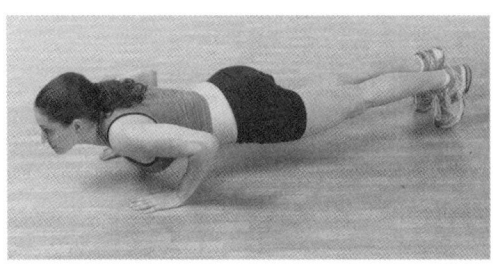

4 Atmen Sie ein, während Sie den Rumpf in die tiefe Liegestützposition absenken, bis Ihr Körper 3 bis 5 Zentimeter über dem Boden ist.

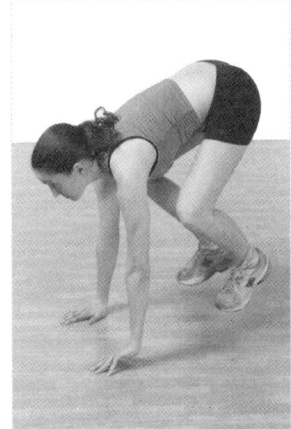

5 Beim Ausatmen strecken Sie die Arme und heben Ihren ganzen Oberkörper mit Schwung an, während Sie gleichzeitig beide Füße mit einem Hüpfer unter der Brust platzieren. Sie sollten die Übung in der tiefsten Position einer Kniebeuge beenden. Holen Sie kurz Atem.

6 Heben Sie die Arme mit Schwung über den Kopf, atmen Sie aus und springen Sie aus dem Stand so hoch wie möglich. Landen Sie mit leicht gebeugten Knien, um den Stoß abzufedern. Das ist 1 Wiederholung.

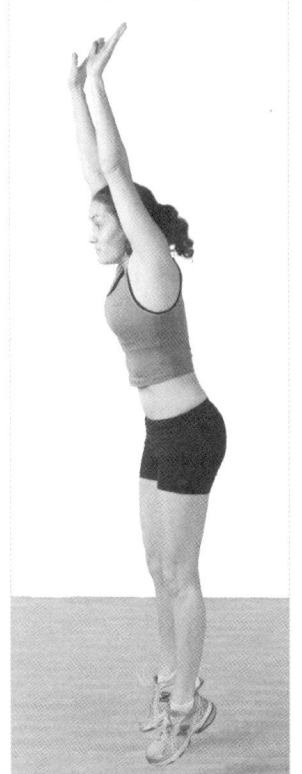

Handlauf

Dies ist eine großartige Ganzkörperübung und ein perfekter Test für die Flexibilität der hinteren Oberschenkelmuskulatur sowie des unteren Rückens. Bei dieser bewegungsintensiven Übung arbeiten Sie sich pro Wiederholung über einen Meter nach vorne, planen Sie Ihre Ausgangsstellung daher vorausschauend.

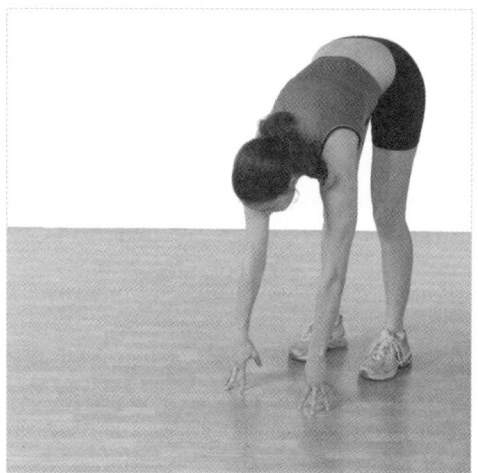

1 Stellen Sie sich mit etwa hüftbreit voneinander entfernten Füßen hin und beugen Sie sich nach vorne, bis Sie mit den Händen den Boden berühren.

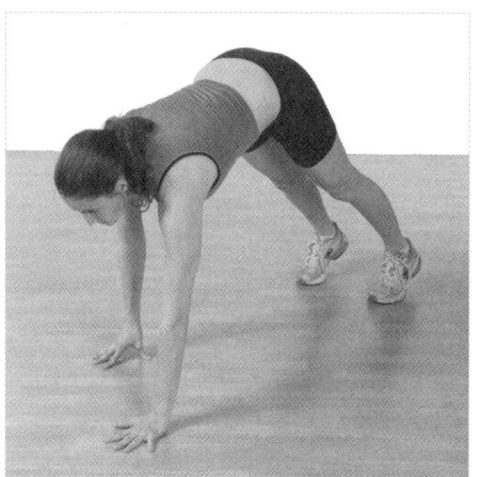 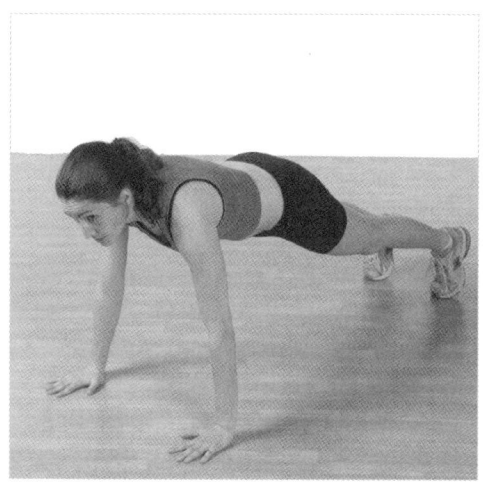

2–3 Stützen Sie sich fest mit den Händen auf, um Ihr Körpergewicht auszubalancieren, und wandern Sie mit den Händen schrittweise nach vorn, bis Sie die Liegestützposition erreichen. 3 Sekunden halten.

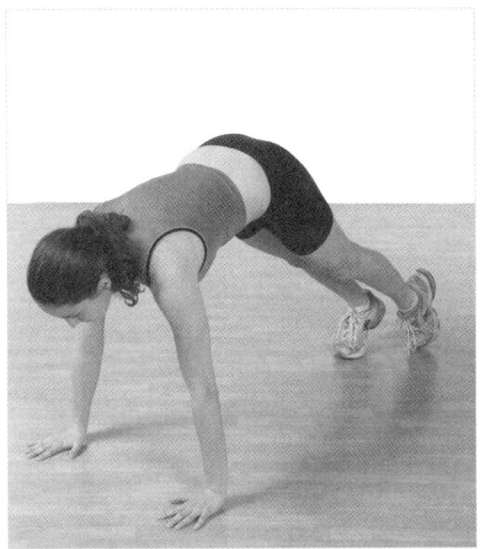
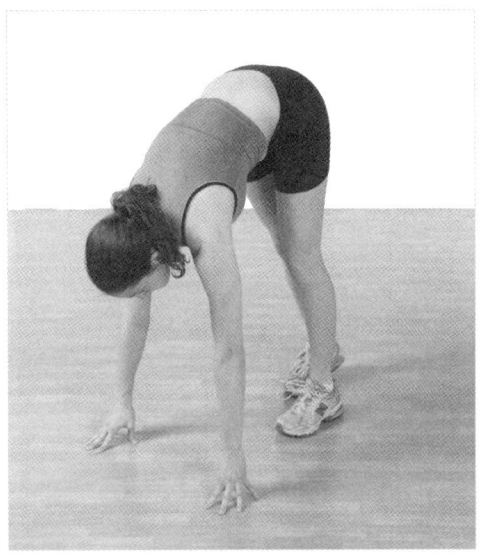

4–5 Mit den fest aufgestützten Händen halten Sie das Gleichgewicht, während Sie auf den Zehenspitzen nach vorne trippeln. Stellen Sie sich vor, Ihre Unterschenkel wären an den Knöcheln zusammengebunden, sodass Sie nur die Fußgelenke bewegen können. Wenn sich Ihre Füße in Richtung Kopf bewegen, hebt sich Ihr Gesäß, bis Ihr Körper ein umgekehrtes V bildet. Wenn die Oberschenkel-, Gesäß- und Wadenmuskeln maximal gedehnt werden, halten Sie diese Position 3 Sekunden lang. Dies ist 1 Wiederholung.

TOPFORM-VARIANTE: Machen Sie in der unteren Position jedes Mal einen Liegestütz.

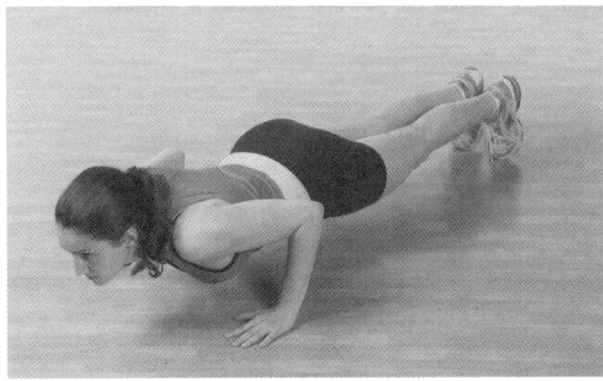

Holzhacker

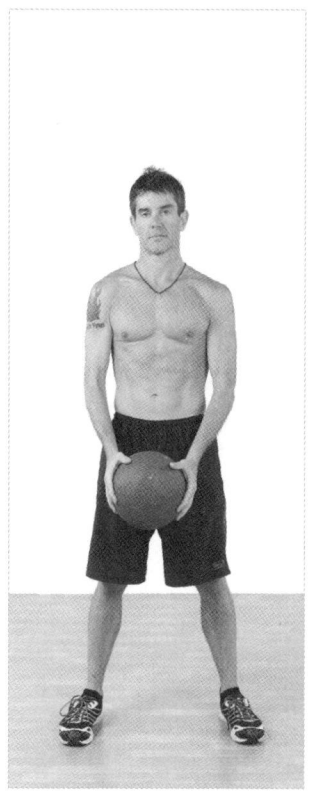 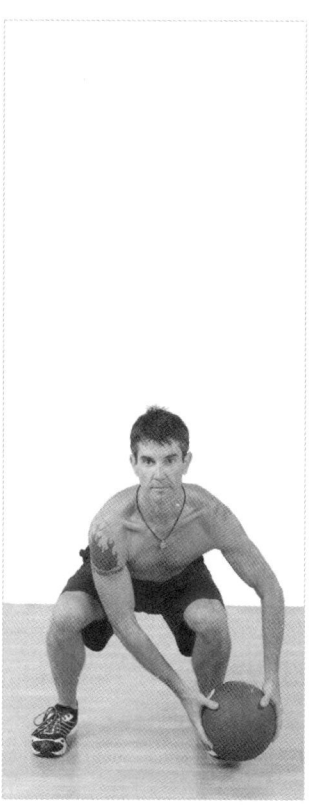 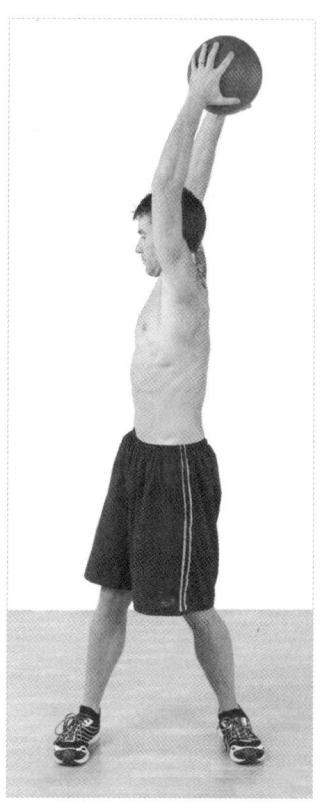

1 Stellen Sie sich aufrecht hin, die Füße sind etwa schulterbreit auseinander, und halten Sie einen Medizinball in den Händen.

2 Gehen Sie in die Hocke, bis die Knie im rechten Winkel gebeugt sind, und berühren Sie mit dem Ball den linken Fuß.

3 Richten Sie sich wieder auf, drehen Sie den Rumpf nach rechts und strecken Sie die Arme über den Kopf. Die linke Schulter sollte nach vorne ausgerichtet sein, Ihr Blick geht nach rechts.

Zur anderen Seite wiederholen.

ABWANDLUNG: Diese Übung kann auch ohne Medizinball ausgeführt werden.

J-up

Diese nach seinem Urheber Jason Warner benannte Übung ist eines der effizientesten Workouts, die Sie in 15 Minuten ausführen können. Es besteht aus den folgenden Einzelübungen: Kniebeuge, Bergsteiger, Liegestütz, Sprungkniebeuge, Klimmzug und Beinheben im Hängen – alle zusammen! Man benötigt also eine Klimmzugstange. Stellen Sie sich direkt unter die Stange, die so aufgestellt sein sollte, dass Sie ringsum eine Menge Bewegungsspielraum haben. Es ist sehr wichtig, dass Sie die passende Ausgangsposition einnehmen, damit Sie beim Klimmzug die Stange sicher greifen und bei der Sprungkniebeuge nicht mit dem Kopf anschlagen. Der J-up ist sehr kompliziert – Sie sollten sich daher mit jedem Teil der Übung genauestens vertraut machen, bevor Sie sich daran machen, sie in zügigem Tempo auszuführen.

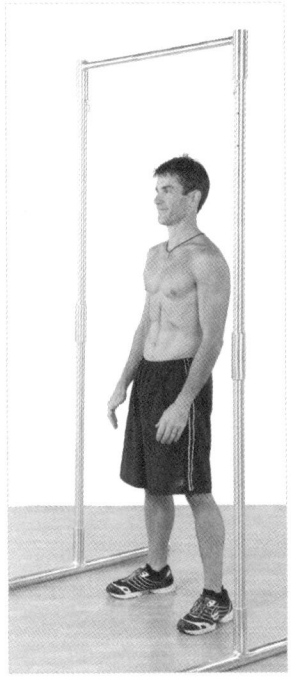 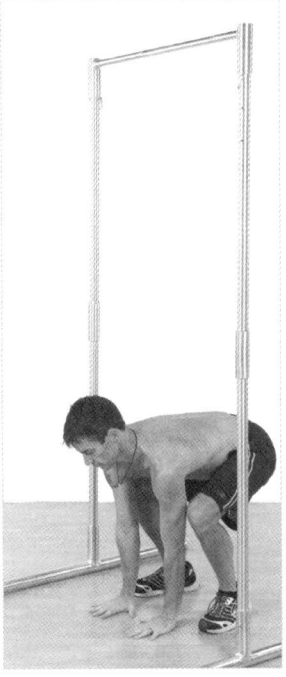 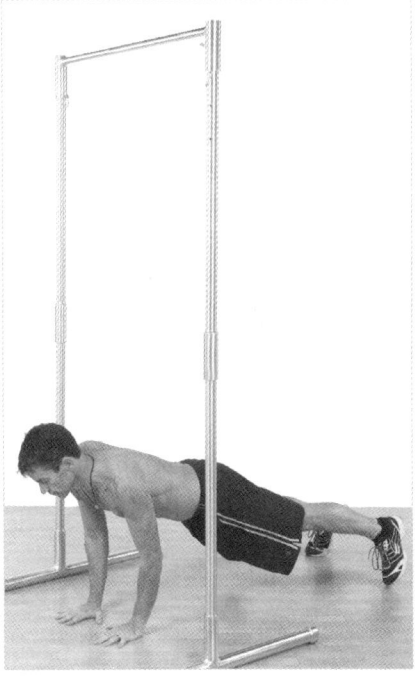

1 Stellen Sie sich unter eine Klimmzugstange, die Füße sind etwas mehr als schulterbreit auseinander.

2–3 Gehen Sie wie bei einer Kniebeuge in die Hocke. Am tiefsten Punkt platzieren Sie beide Hände direkt vor den Füßen auf dem Boden und springen mit beiden Füßen nach hinten in die Ausgangsposition für den Liegestütz. Halten Sie durch Anspannen des Cores den Körper vom Kopf bis zu den Fersen in einer geraden Linie.

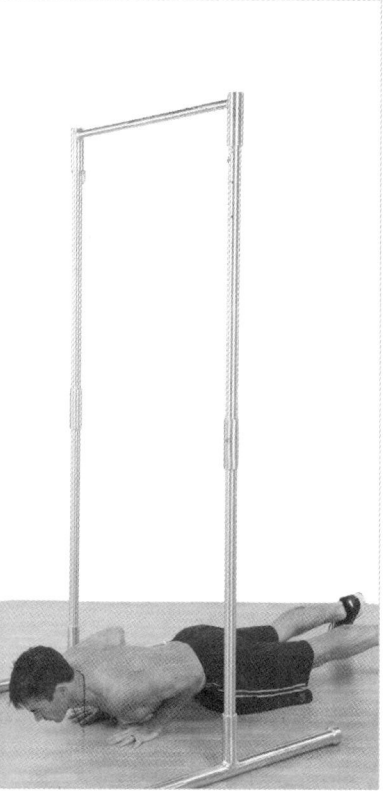 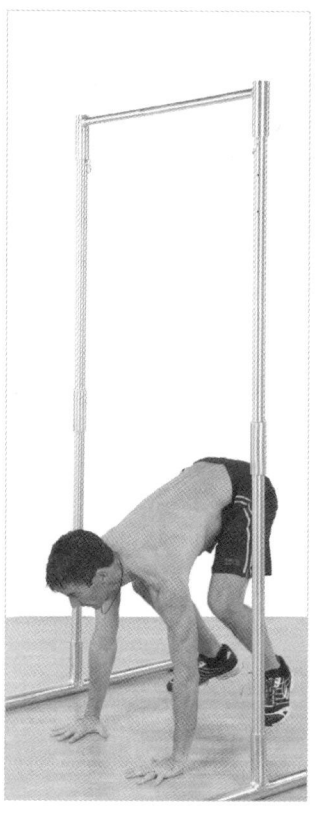 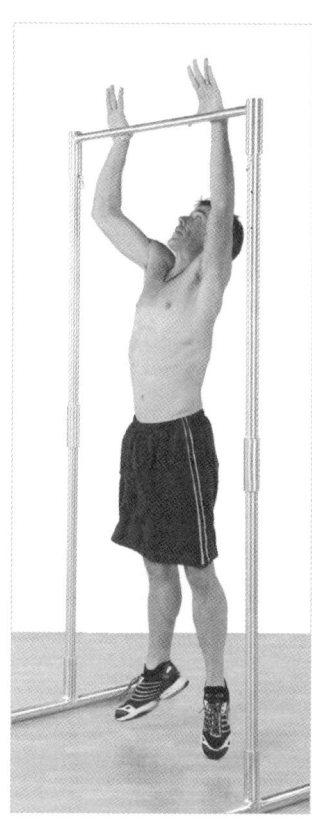

4 Senken Sie die Brust bis fast auf den Boden ab.

5 Wenn Sie mit der Brust 7 bis 8 Zentimeter über dem Boden sind, drücken Sie den Oberkörper mit der ganzen Kraft Ihrer Arme, Brust und Schultern hoch. Gleichzeitig hüpfen Sie mit den Füßen nach vorne in die Kniebeugeposition mit gebeugten Knien.

6 Nun heben Sie die Hände über den Kopf, führen einen Luftsprung aus und fassen mit dem Griff Ihrer Wahl die Klimmzugstange (Klimmzuggriff-Varianten siehe Seite 77–78).

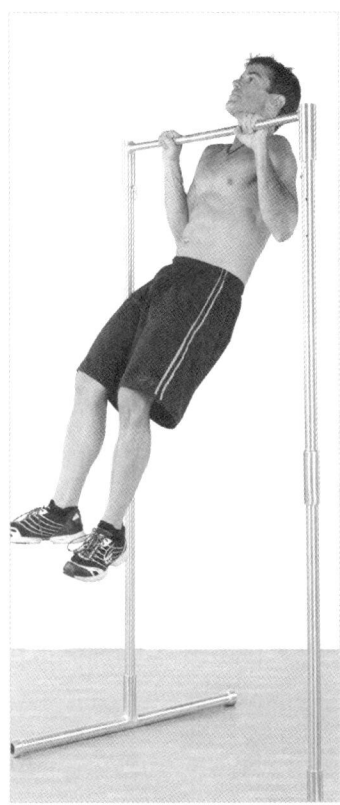 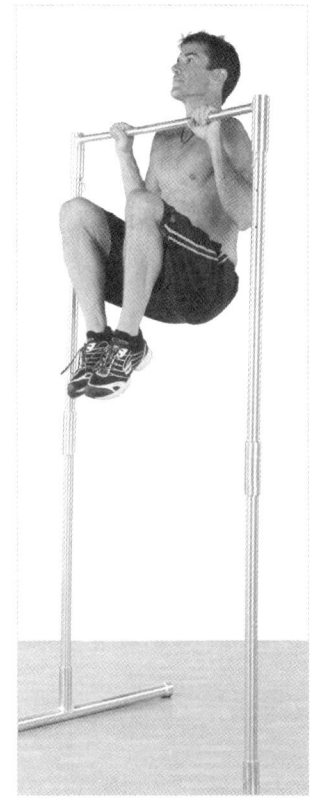 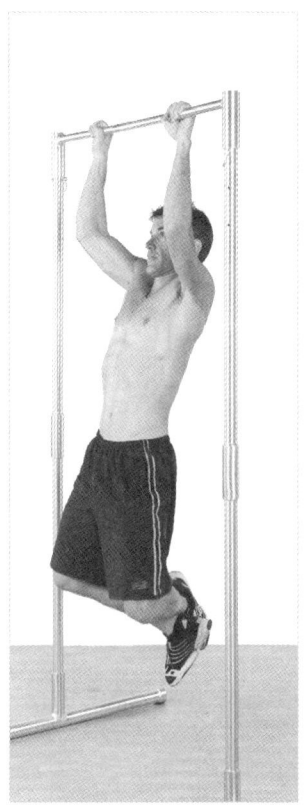

7 Nutzen Sie den Schwung für einen Klimmzug. Die Ellbogen bleiben nah am Körper.

8 Halten Sie diese Position, während Sie beide Knie zur Brust ziehen. Nicht schaukeln oder mit den Beinen Schwung holen; Sie müssen Ihre Core-Muskeln aktivieren, um den Körper gerade zu halten, die Knie so weit wie möglich anzuziehen und die Stange zu »berühren«. Aufgrund der Unterschiede in Körpergröße und Beweglichkeit wird nicht jeder in der Lage sein, die Stange mit den Knien zu berühren; ziehen Sie die Knie einfach so weit hoch, wie Sie können, und achten Sie darauf, nicht gegen die Ellbogen zu stoßen!

9 Strecken Sie beide Beine unter dem Körper aus, lassen Sie die Stange los, wenn die Knie leicht gebeugt sind, und landen Sie sanft auf dem Boden. Dies ist 1 Wiederholung.

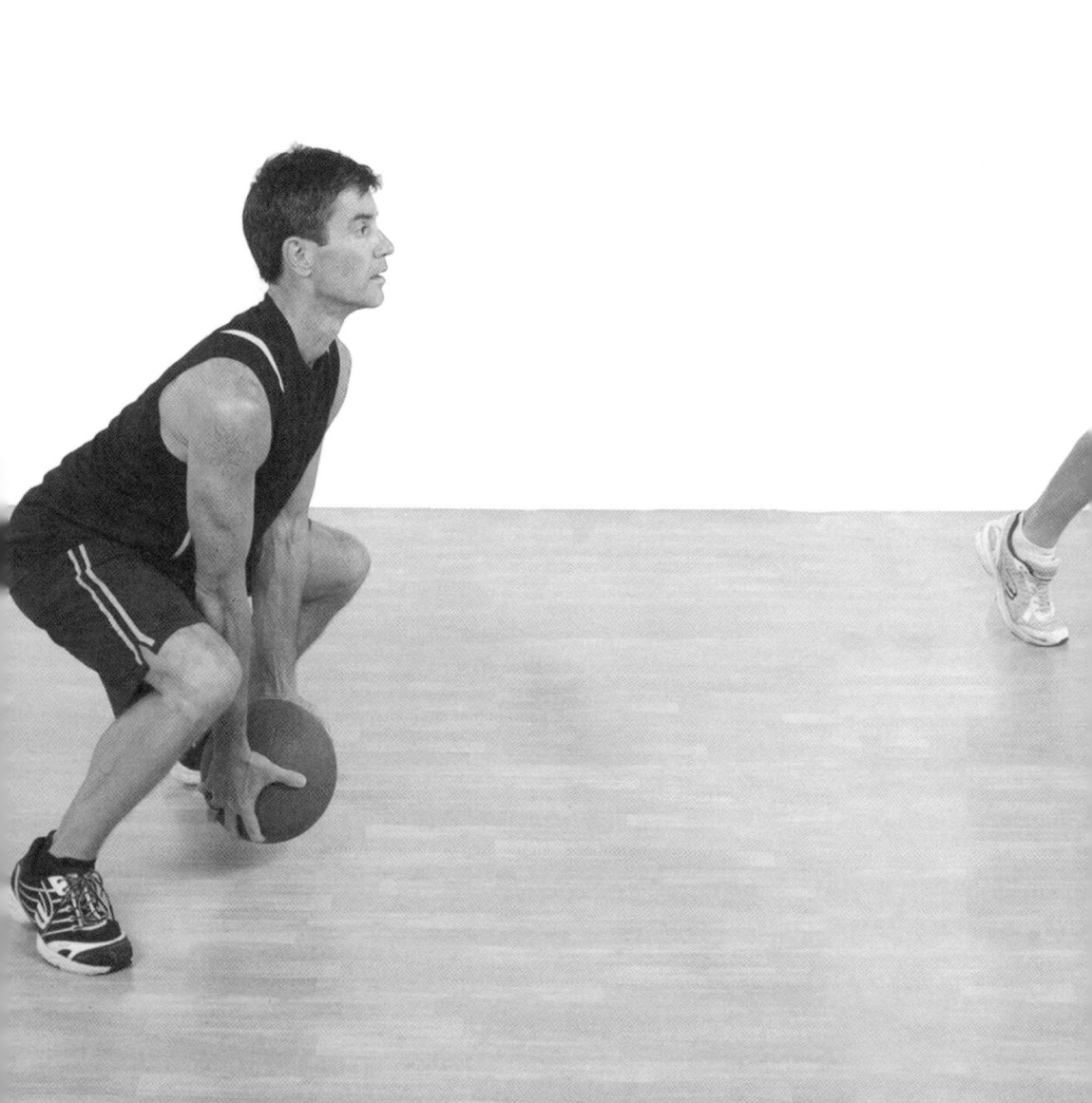

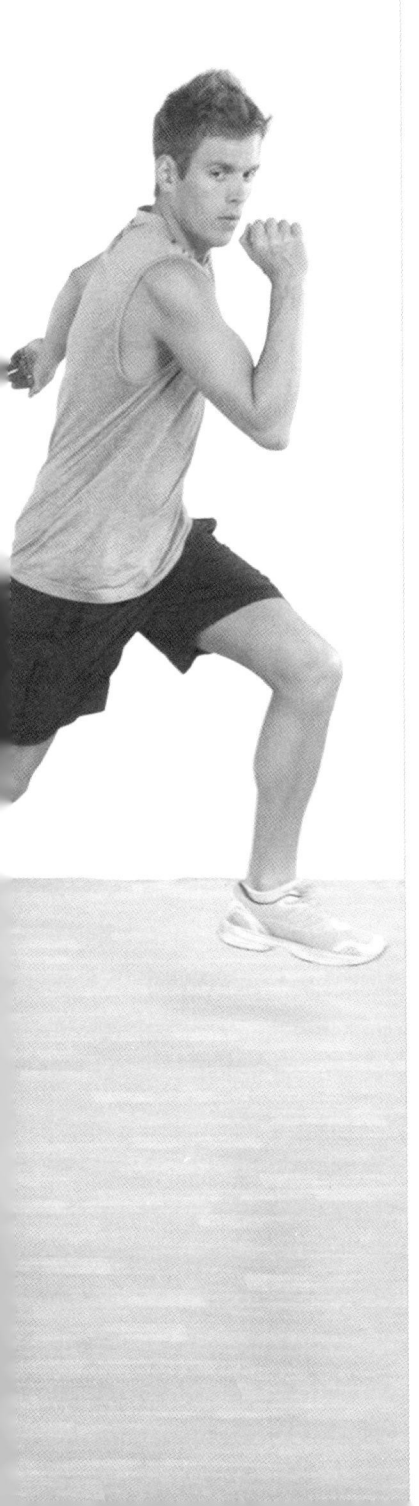

| ANHANG

Über das Programm hinaus

Und was machen Sie, wenn Sie Ihren Body perfekt in Form gebracht haben? Das Schöne an diesem Fitnessprogramm ist, dass Sie jetzt sämtliche Übungen kennen, die Sie brauchen, um Ihren Körper zu kräftigen und zu straffen, und dass Sie jederzeit weitertrainieren können. Wenn Sie alle Kräftigungsübungen, Cardioübungen und Spiele zusammennehmen, stehen Ihnen unerschöpflich viele Kombinationen zur Verfügung, um Ihren eigenen Trainingsplan zu erstellen. Seien Sie kreativ und denken Sie sich jede Woche ein neues Programm aus. Sie werden staunen, wie viel Spaß es machen kann, fit zu werden. Wollen Sie sich dabei neuen Herausforderungen stellen? Erweitern Sie jedes Workout um 1 Satz oder führen Sie 2 Cardioübungen aus – es gibt keine schlechten Kombinationen, solange Sie sich zwischen den Workouts wenigstens 1 Ruhetag gönnen und es mit dem Training nicht übertreiben.

Ganzkörperübungen: ein komplettes Training

Verbundübungen aktivieren Muskelgruppen über mehrere Gelenke hinweg und sind ein effizientes Mittel, um mit wenig Zeitaufwand ein Ganzkörper-Workout zu absolvieren. In diesem Buch haben wir viele Übungen vorgestellt, bei denen Sie mithilfe Ihres Körpergewichts und natürlicher Bewegungen ein vollständiges Workout erzielen. Diese Übungen (Kniebeuge, Klimmzug, Holzfäller, Crunch usw.) können so miteinander kombiniert oder abgewandelt werden, dass sie schnell Kraft und Muskelmasse aufbauen. Kurz gesagt: Je mehr Gelenke bewegt werden, desto mehr Muskelfasern werden aktiviert und umso besser sind die Ergebnisse.

Das mit den vielen Muskeln verstehe ich ja, aber wie werde ich dadurch stärker und schlanker?

Zusammengesetzte Übungen sind aus mehreren Gründen äußerst wirkungsvoll, wenn es darum geht, seinen Körper zu modellieren. Hier ein kurzer Überblick:

■ Je mehr Muskelfasern aktiviert werden, desto stärker fordern Sie Ihren Körper, sodass Sie in kurzer Zeit mehr Energie verbrauchen als bei Isolationsübungen. Dies wiederum kurbelt den Stoffwechsel an und hilft Ihnen dabei, schnell mehr Fett zu verbrennen.

■ Wenn Sie mehrere Bewegungsabläufe miteinander verbinden, stimulieren und kräftigen Sie zahlreiche Stützmuskeln.

■ Im echten Leben bewegen wir uns nicht so einseitig wie beim Bankdrücken auf der Hantelbank, bei dem fast der gesamte Körper reglos daliegt – natürliche Bewegungen greifen vielfältig ineinander und beanspruchen gleichzeitig die unterschiedlichsten Muskeln. Das Training mit Verbundbewegungen verbessert daher nicht nur die sportliche Leistung eines Athleten; wir profitieren auch im Alltag davon.

■ Verbundübungen bauen in kürzerer Zeit deutlich mehr Muskelgewebe auf als Isolationsübungen.

Hier sind ein paar meiner Lieblingsübungen für Fortgeschrittene, die zwar nicht in den Trainingsprogrammen vorkommen, aber im Teil 3 bei den Übungen vorgestellt werden. Versuchen Sie's mal!

GLOBETROTTER-MAUL-TIERTRITT-BERGSTEIGER

(SEITE 107) Als Marathonläufer spüre ich auf langen Trainingsstrecken als Erstes die Hüften, und so habe ich nach einer Übung gesucht, die meine Hüftmuskulatur auf allen Ebenen stärkt. Es macht mir keinen Spaß, auf einem Hüftabduktionsgerät zu sitzen, und eine Übung, die sich nur auf einer Ebene abspielt, kommt dem Bewegungsablauf des Laufens meiner Meinung nach nicht sehr nah. Aus diesem Grund habe ich mir den »Globetrotter-Maultiertritt-Bergsteiger für Fortgeschrittene« einfallen lassen, auch wenn ich zugeben muss, dass es vielleicht einen besseren Namen für diese schwierigere Variante des Bergsteigers gegeben hätte. Diese Übung vereint eine Reihe von Einzelübungen (Frontstütz, Bergsteiger, Maultiertritt) sowie eine Hüftdrehung in drei unterschiedliche Richtungen. Diese Kombinationsübung aktiviert in idealer Weise Gesäß, Hüften und Core, und ich hoffe, dass sie auch Ihnen gefällt. Wenn ich mein Training absolviere, ersetze ich etwa ein Dutzend normale Bergsteiger durch diese Variante.

HANDLAUF (SEITE 110–111)
Hierbei handelt es sich um eine weiterentwickelte Fortbewegungsübung (wie langsame Ausfallschritte, Bärengang, Spiderman und dergleichen) zum Kraftaufbau. In meinem 7-Wochen-Programm ersetze ich gelegentlich einen Satz Liegestütze durch die Topform-Variante des Handlaufs. Wenn ich diese Übung im Studio mache, ernte ich jedes Mal erstaunte Blicke.

J-UP (SEITE 113–115) Diese
nach ihrem Erfinder Jason Warner benannte Ganzkörperübung ersetzt ein gesamtes Workout. Manche bezeichnen sie als »perfekte Übung«, und wenn Sie den J-up erst einmal beherrschen, wissen Sie, warum! In dieser komplexen Verbundübung sind

sämtliche Power-4-Übungen (Klimmzug, Kniebeuge, Liegestütz, Frontstütz) enthalten; zwei der Übungen sind zudem plyometrisch – das heißt, sie trainieren die Schnellkraft –, was den Schwierigkeitsgrad erhöht. Im Wesentlichen ist der J-up ein Ganzkörper-Zirkeltraining, bei dem die einzelnen Übungselemente fließend ineinander übergehen.

Auf den ersten Blick mag es leicht erscheinen, all diese Übungen zu kombinieren, doch Sie müssen jede einzelne präzise beherrschen, bevor Sie alle hintereinander weg ausführen können. So ist bei den Kniebeugen die Fußstellung ebenso wichtig wie das leichte Beugen der Knie, wenn Sie nach dem Klimmzug wieder auf dem Boden landen. Es erfordert einige Übung, bis man in dieser intensiven Reihe die Hand- und Fußstellung meistert und in jeder Phase, vom Boden an die Stange und wieder zurück, über die nötige Körperbeherrschung verfügt.

Wir haben diese Übung in verschiedenen Fitnessstudios und Parks perfektioniert und dabei Klimmzugstangen, die oberste Stange eines Power Rack, eines Klettergerüsts und dergleichen benutzt. Üben Sie zu Hause an einer sicheren, stabilen Stange und gehen Sie's im Studio ruhig wilder an – Sie werden staunen, wie oft Sie dort darauf angesprochen werden, was das für eine Übung ist und wie sie funktioniert. Als Jason und ich im Studio bei uns in der Nähe je 100 davon machten, sahen uns einige Leute zu und applaudierten.

Wie Sie Ihre durchtrainierte Figur erhalten

Zu meinen liebsten Workouts, um meine Form und Figur zu erhalten, gehört einmal die Woche (meist mittwochs) ein hochintensives Intervalltraining (HIIT). Dabei renne ich zum Beispiel 30 Sekunden einen Hang hinauf, jogge oder gehe in 1 Minute wieder hinunter und wiederhole diesen Ablauf 20 Minuten lang. Dann lege ich eine 5-minütige Pause ein, in der ich mich ausruhe, dehne und etwas trinke, bevor ich 30 Minuten in mäßigem Tempo laufe, sodass sich meine Herzfrequenz bei 125 Schlägen pro Minute einpendelt (siehe »Ermitteln Sie Ihre ideale Herzfrequenz« auf Seite 135).

ESSEN, UM SCHLANK ZU WERDEN – UND ES ZU BLEIBEN

Wie bereits an früherer Stelle ausgeführt, sollten Sie etwa 2 Gramm mageres Eiweiß pro Kilogramm Ihres Wunschgewichts zu sich nehmen. Wenn Sie 75 Kilogramm wiegen wollen, brauchen Sie 150 Gramm Eiweiß am Tag. Gute Eiweißquellen sind beispielsweise mageres Rindfleisch, Geflügel, Eier, Fisch, Joghurt (besonders griechischer), Tempeh, Nüsse und Hülsenfrüchte, Quinoa, Hafer und Milch. Geflügel und Fisch gelten im Allgemeinen als die gesündesten Eiweißquellen. 120 Gramm Grillhähnchen enthalten 32 Gramm Eiweiß. Zur Deckung Ihres vollen Proteinbedarfs müssen Sie vielleicht als Nahrungsergänzung ein wenig Eiweißpulver zu sich nehmen, aber achten Sie darauf, dass es möglichst wenig Zucker enthält.

Wenn demnach bis zu 50 Prozent unserer täglichen Ernährung aus Eiweiß bestehen, heißt das, dass die andere Hälfte zu gleichen Teilen auf Kohlenhydrate und Fette entfällt? Ein klares Ja, vorausgesetzt, es geschieht in gesunder Form.

Gute – überwiegend ungesättigte – Fettsäuren finden sich in Avocados, Oliven-, Distel-, Maisöl, Erdnuss- und Kokosöl, in Geflügel, Samen, Nüssen, Fisch, Eiern und magerem roten Fleisch. Streichen Sie die gesättigten Fettsäuren in industriell verarbeiteten Lebensmitteln wie Knabbereien, Margarine, Fertigdesserts und Fast Food ganz von Ihrem Speiseplan. Fette sollten möglichst nicht mehr als 25 Prozent Ihrer täglichen Nahrungszufuhr ausmachen.

Kohlenhydrate stellen ebenfalls eine wichtige Energiequelle dar, allerdings muss zwischen guten und schlechten Kohlenhydraten unterschieden werden. Die besten Kohlenhydrate liefern grüne Blattgemüse, ob roh oder gegart. Je stärker Sie Gemüse erhitzen, desto mehr Mineralstoffe und Vitamine gehen verloren. Alle anderen Gemüse, Hülsenfrüchte, Samen und Nüsse enthalten ebenfalls gute Kohlenhydrate. Vollkornbrot und -pasta sind in Maßen okay, solange sie kein anderes, weniger gesundes Industriemehl, keinen Zucker oder andere Zusätze enthalten. Da Brot und Pasta zu den industriell verarbeiteten Lebensmitteln gehören, sollten Sie vor dem Kauf die Zutaten- und Nährwertangaben prüfen.

An den anderen Trainingstagen der Woche (gewöhnlich montags oder freitags) nehme ich mir ein Workout aus dem Buch vor, jogge zu einem nahegelegenen Park, absolviere dort 3 bis 4 Runden und laufe wieder nach Hause. Samstags oder sonntags treffe ich mich mit Freunden entweder zu dem einen oder anderen Spiel, mache ein paar Runden Hot Corner oder übe eine andere Sportart aus.

Gestalten Sie die Auswahl Ihrer Übungen abwechslungsreich, fordern Sie sich mit möglichst vielen J-ups heraus oder greifen Sie auf den Power-4-Test zurück, um zu sehen, wie viele Sätze Sie davon schaffen.

Sie haben alle Mittel an der Hand, um gesund und fit zu bleiben – es liegt wirklich bei Ihnen, wie Sie sie umsetzen. Zahlreiche Studien belegen, dass Menschen, die aktiv bleiben, länger und zufriedener leben. Machen Sie von allem Gebrauch, was Sie in diesem Buch gelernt haben, erhalten Sie sich die Motivation, selbst fit zu bleiben, und inspirieren Sie andere dazu, es Ihnen gleichzutun. Wenn Sie es erst einmal geschafft haben, ist es ein Kinderspiel, anderen ein »Fitness-Vorbild« zu sein. Nehmen Sie diese Rolle ernst und helfen Sie anderen dabei, ihren eigenen Traum vom perfekten Body zu verwirklichen.

Aufwärm- und Dehnübungen

Wie auf Seite 35–36 ausgeführt, ist es sehr wichtig, sich aufzuwärmen, bevor Sie bei den Übungen Ihr Körpergewicht drücken, stemmen und heben. Gedehnt wird aber erst danach. Dehnen vor dem Aufwärmen kann den Muskeln, Bändern und Gelenken mehr schaden als nützen. Kalte Muskeln sind deutlich weniger geschmeidig, daher führt das Dehnen zu nichts. Im Folgenden werden einige dynamische Aufwärmübungen beschrieben, die Ihre Herzfrequenz erhöhen, verspannte Muskeln lockern und Sie auf Ihr Workout vorbereiten.

Im Anschluss an das Workout hilft Ihnen das Dehnen dabei, Muskelkater zu reduzieren, den Bewegungsumfang und die Flexibilität eines Gelenks oder Muskels zu erhöhen und den Körper auf künftige Workouts vorzubereiten. Wenn Sie die Dehnübungen unmittelbar nach dem Training ausführen, solange die Muskeln noch warm sind, bleiben diese optimal beweglich und geschmeidig, wodurch die Verletzungsgefahr sowie die Erschöpfung in den Stunden und Tagen danach erheblich reduziert werden.

Selbst wenn Sie noch warm und locker sind, sollten Sie beim Dehnen niemals wippen oder andere ruckartige Bewegungen machen, sondern alle Übungen langsam und kontrolliert ausführen. Vergessen Sie nicht, bei jeder Dehnung auszuatmen und zwischen zwei Dehnungen 30 Sekunden auszuruhen.

Aufwärmübungen

Armkreisen

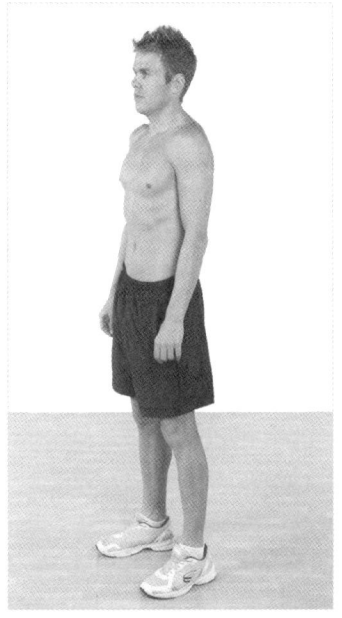 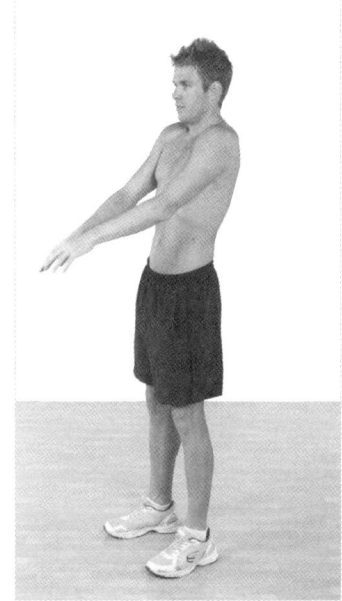 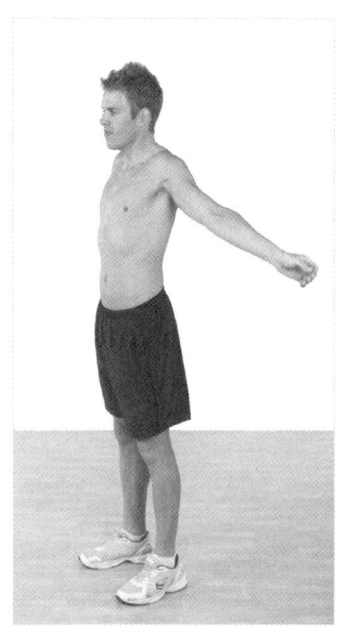

1 Stellen Sie sich aufrecht hin, die Füße sind schulterbreit auseinander.

2–3 Kreisen Sie beide Arme 5 Mal vorwärts, dann 5 Mal rückwärts.

Holzfäller

1 Stellen Sie sich aufrecht hin, die Füße schulterbreit auseinander, und heben Sie die Hände mit durchgedrückten Ellbogen über den Kopf. Verschränken Sie die Finger und drehen Sie die Handflächen nach oben.

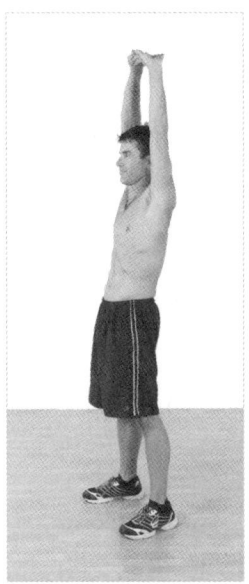

2 Beugen Sie sich in der Taille nach vorn und versuchen Sie, mit den Händen den Boden zu berühren (die Abwärtsbewegung ist wie Holzhacken, aber nicht, wenn die Hände schon am Boden sind).

Aufrichten und wiederholen.

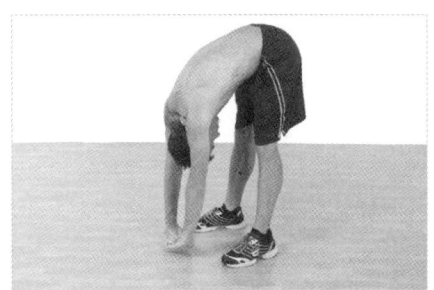

Seitbeugen

1 Stellen Sie sich aufrecht hin, die Füße schulterbreit auseinander, und heben Sie die Hände mit durchgedrückten Ellbogen über den Kopf. Verschränken Sie die Finger und drehen Sie die Handflächen nach oben.

2–3 Beugen Sie sich nach links und rechts, ohne nach vorne auszuweichen.

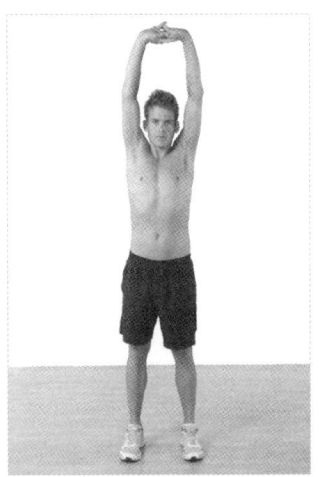
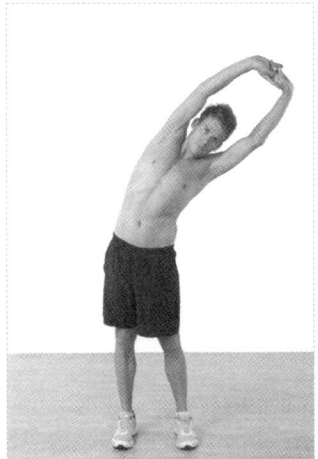
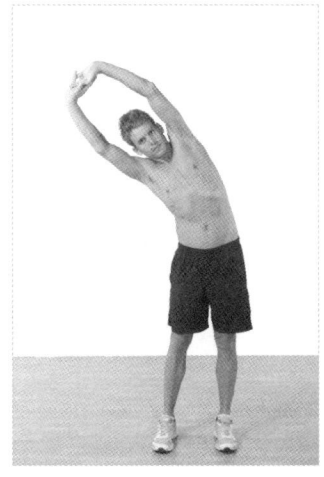

Globetrotter

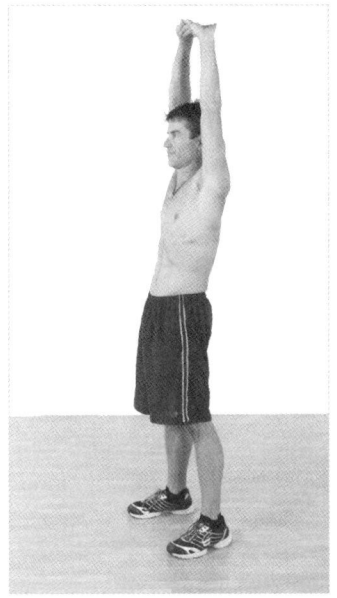

1 Stellen Sie sich aufrecht hin, die Füße schulterbreit auseinander, und strecken Sie die Hände mit durchgedrückten Ellbogen über den Kopf. Verschränken Sie die Finger und drehen Sie die Handflächen nach oben. Halten Sie die Arme die ganze Zeit gestreckt.

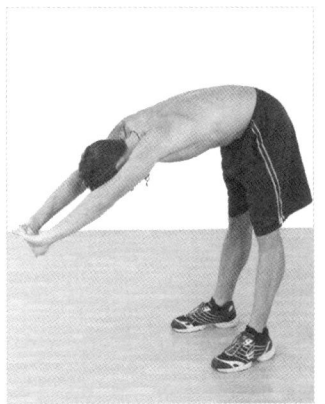
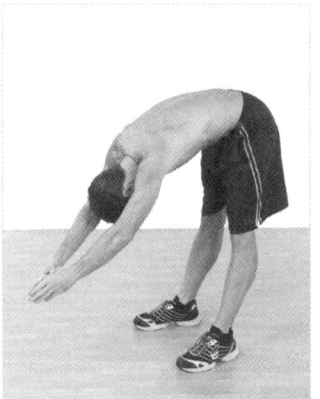
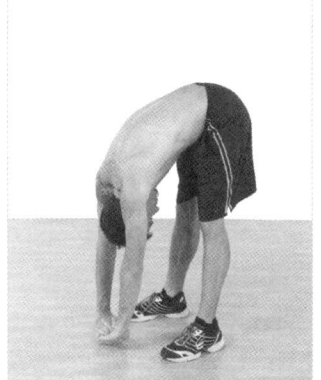

2–4 Beugen Sie die Hüfte, führen Sie die Hände zum rechten Bein und von da aus in einer fließenden, kreisenden Bewegung weiter zu den Zehen, dann zum linken Bein und langsam über den Kopf zurück nach hinten, wobei Sie sich wieder aufrichten.

3 Mal wiederholen, dann die Seite und Richtung wechseln.

Scheunentor

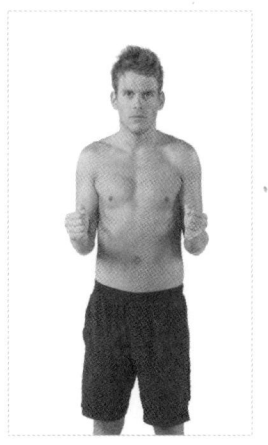 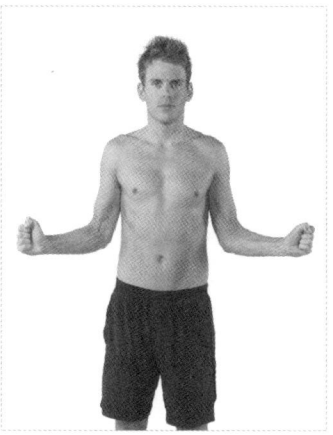

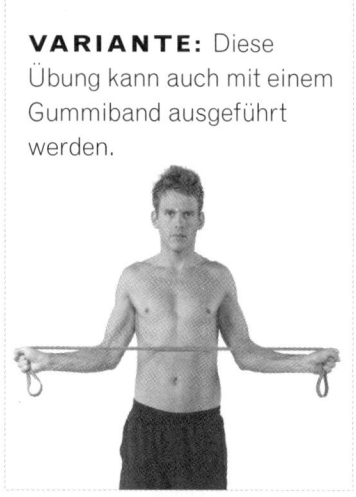

VARIANTE: Diese Übung kann auch mit einem Gummiband ausgeführt werden.

1 Stellen Sie sich mit schulterbreit voneinander entfernten Füßen hin. Die Oberarme sind seitlich angelegt, die Ellbogen angewinkelt und die Unterarme parallel zum Boden vor dem Körper. Ballen Sie beide Hände so zur Faust, als ob Sie dazwischen ein Gummiband hielten.

2 Drücken Sie die Schulterblätter zusammen und ziehen Sie beide Hände seitlich auseinander.

10 bis 12 Wiederholungen.

Butterfly

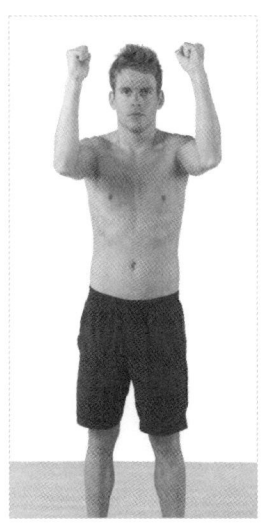 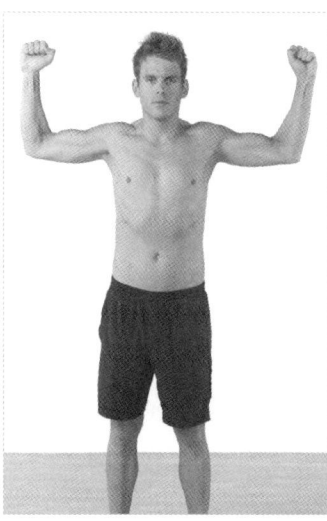

1 Nehmen Sie die Scheunentor-Stellung ein (wie oben). Heben Sie die Hände auf Kopfhöhe. Dabei bleiben die Ellbogen im rechten Winkel gebeugt.

2 Ziehen Sie die Schulterblätter zusammen und die gebeugten Arme auseinander, bis sie sich auf einer Linie mit Ihren Ohren befinden.

10 bis 12 Wiederholungen.

Marschdrehung

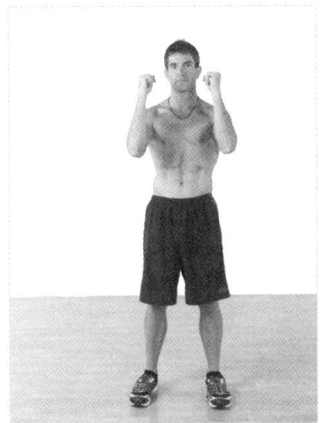 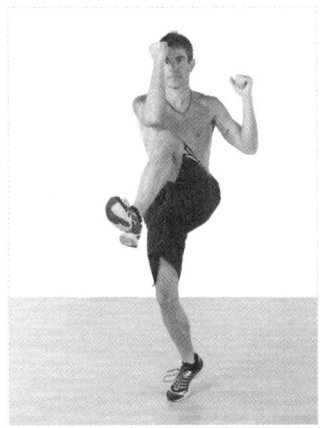 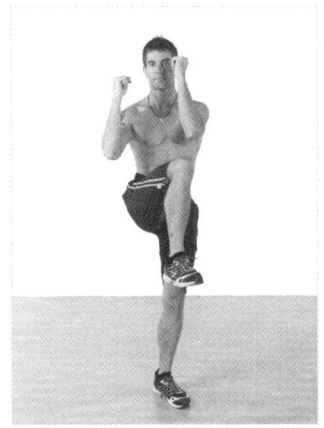

1 Stellen Sie sich aufrecht hin, die Füße sind etwa schulterbreit auseinander, die Zehen zeigen leicht nach außen. Halten Sie die Arme vor dem Körper und winkeln Sie die Ellbogen um 90 Grad an.

2 Drehen Sie den Rumpf nach links und führen Sie das linke Knie zum rechten Ellbogen.

3 Wiederholen Sie die Bewegung mit dem rechten Knie und dem linken Ellbogen. Ein kleiner Hüpfer mit dem Standfuß erleichtert den Wechsel von einem Bein auf das andere.

10 Wiederholungen mit jedem Bein.

Hampelmann

1 Stellen Sie sich aufrecht mit geschlossenen Füßen und seitlich angelegten Armen hin, die Handflächen zeigen nach vorne.

2 Hüpfen Sie 15 bis 30 Zentimeter hoch und spreizen Sie dabei die Füße 50 bis 75 Zentimeter, während Sie die Hände seitlich über den Kopf heben.
Springen Sie noch einmal 15 bis 30 Zentimeter hoch und bringen Sie Hände und Füße mit einem weiteren Hüpfer zurück in die Ausgangsstellung.

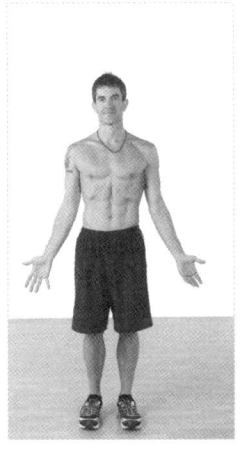 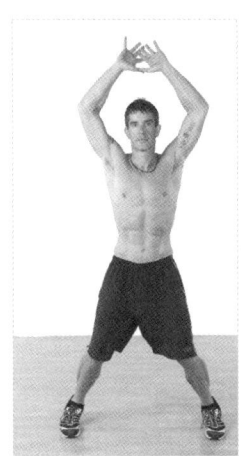

10 Wiederholungen.

Dehnübungen

Unterarm und Handgelenk

Beginnen Sie die Dehnung behutsam und entspannen Sie die Unterarme zwischendurch. Erst danach dehnen Sie im vollen Bewegungsumfang.

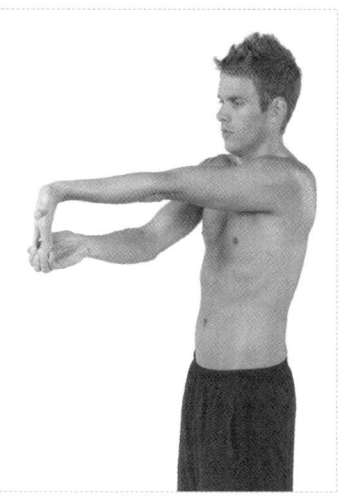
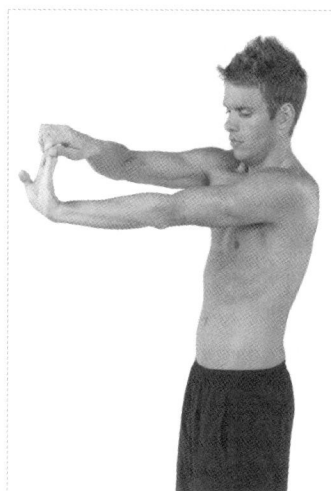

1 Stellen Sie sich aufrecht mit schulterbreit voneinander entfernten Füßen hin und strecken Sie beide Arme vor sich aus. Halten Sie den Rücken gerade. Drehen Sie das linke Handgelenk nach oben, fassen Sie die Finger von unten mit der rechten Hand und ziehen Sie sie langsam zum Körper; 10 Sekunden halten.

2 Die Arme wechseln und wiederholen.

Schultern

1 Stellen Sie sich aufrecht mit schulterbreit voneinander entfernten Füßen hin und führen Sie den linken Arm quer über die Brust. Drücken Sie den linken Arm oberhalb des Ellbogens mit dem rechten Arm behutsam an die Brust und halten Sie dabei Rücken und Schultern gerade. Nicht die Schultern ein- oder hochziehen. Den Arm 10 Sekunden an der Brust halten.

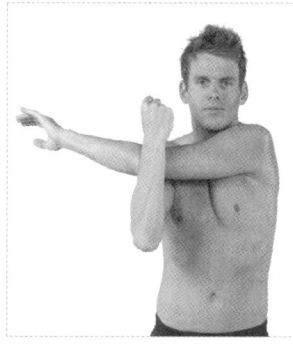
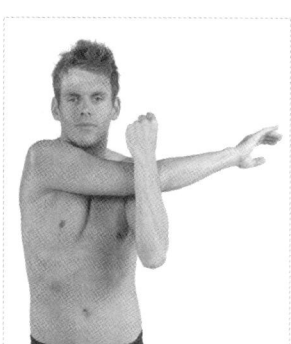

2 Arme sinken lassen und Seite wechseln.

Nachdem Sie beide Seiten gedehnt haben, 5 bis 10 Sekunden die Hände ausschütteln.

Schultern und oberer Rücken

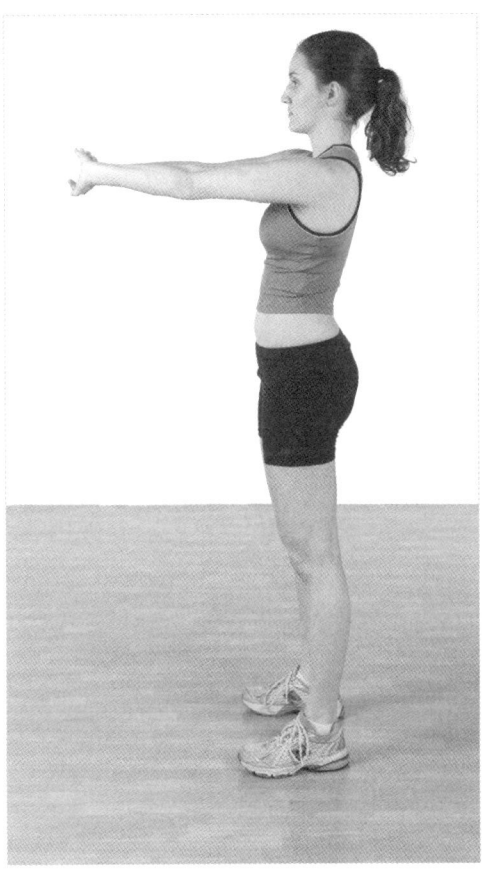 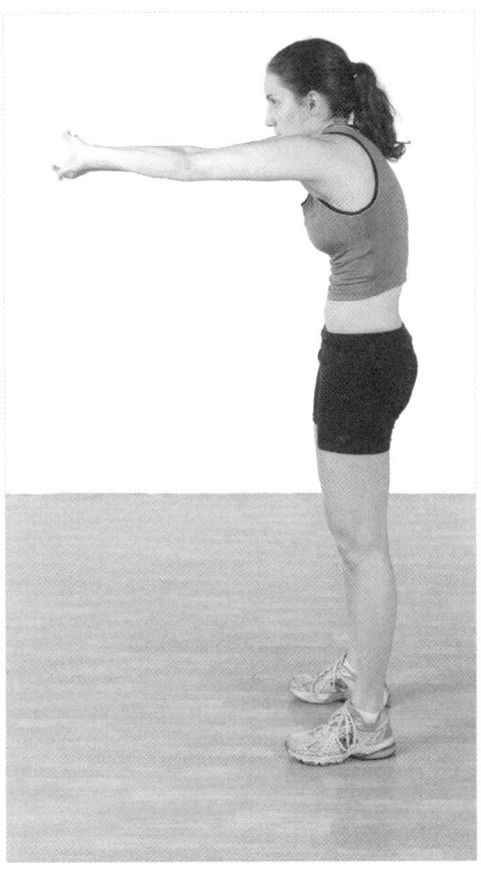

1 Stellen Sie sich aufrecht mit schulterbreit voneinander entfernten Füßen hin und strecken Sie beide Arme gerade vor sich aus. Verschränken Sie die Finger und drehen Sie die Handflächen nach vorne. Halten Sie den Rücken gerade.

2 Drücken Sie beim Ausatmen die Handflächen aus den Schultern und dem oberen Rücken heraus vom Körper weg. Wenn sich der obere Rücken nach vorne krümmt, beugt sich der Hals ganz natürlich. 10 Sekunden die Hände drücken und halten.

Nach 30 Sekunden Pause wiederholen Sie die Übung. Nach dem zweiten Satz schütteln Sie die Arme 10 Sekunden lang seitlich aus, damit das Blut in die Finger- und Unterarmmuskeln zurückfließt.

Brust

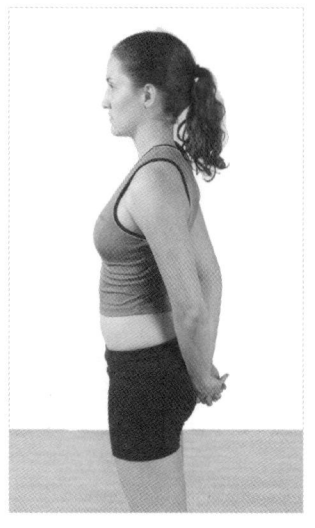 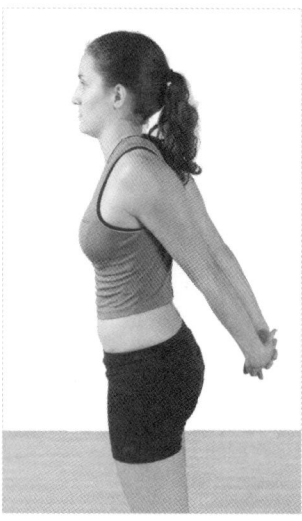

1 Verschränken Sie die Hände mit den Handflächen zueinander hinter dem Gesäß.

2 Stehen Sie aufrecht, halten Sie die Arme so gerade wie möglich und strecken Sie sie nach hinten. Dabei nicht die Schultern hochziehen. 10 Sekunden halten.

Nach 30 Sekunden Pause wiederholen Sie die Übung.

Arme

Stellen Sie sich aufrecht mit schulterbreit voneinander entfernten Füßen hin. Greifen Sie mit der rechten Hand den linken Ellbogen und heben Sie die Arme langsam hinter den Kopf. Führen Sie die linke Hand durch leichten Druck der rechten Hand zum rechten Schulterblatt. 10 Sekunden halten.

Nach 10 Sekunden Pause wiederholen Sie die Übung mit dem anderen Arm.

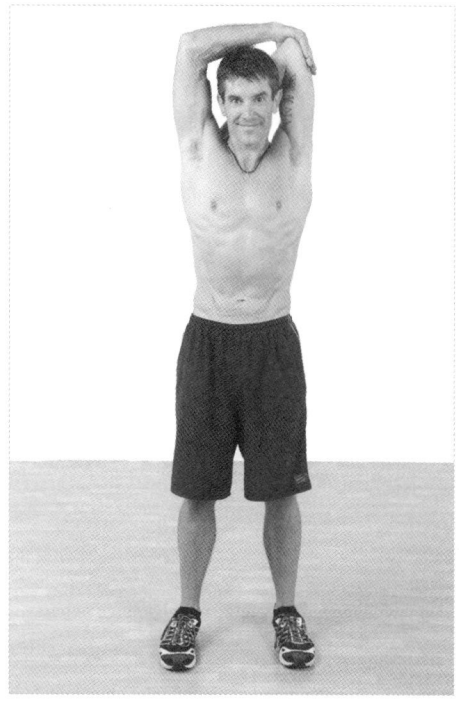

Unterer Rücken

1 Legen Sie sich auf den Bauch, strecken Sie die Arme nach vorne aus und legen Sie die Handflächen auf den Boden. Strecken Sie die Beine mit durchgedrückten Knien und geschlossenen Füßen nach hinten aus.

2 Spannen Sie in einer langsamen, kontrollierten Bewegung den unteren Rücken an und heben Sie dann Arme und Beine so weit wie möglich vom Boden.

Kehren Sie langsam in die Ausgangsposition zurück. 10 Mal wiederholen.

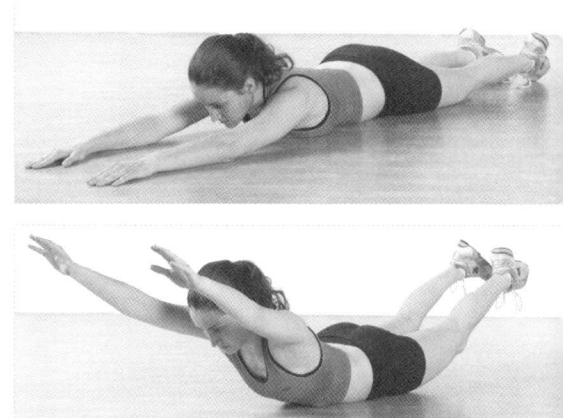

Hals und Nacken

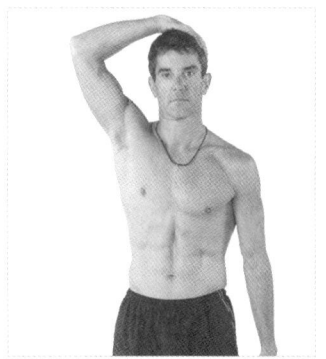 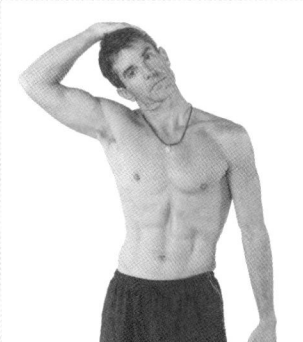 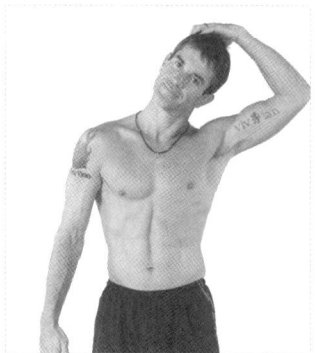

1–3 Stellen Sie sich hin wie ein Soldat (mit kerzengeradem Rücken, strammen Schultern und herausgedrückter Brust) und führen Sie langsam das rechte Ohr zur rechten Schulter. Um die Dehnung zu verstärken, können Sie den Kopf mit der rechten Hand behutsam zur Schulter herunterziehen. Auf jeder Seite 5 bis 10 Sekunden halten.

Senken Sie langsam das Kinn zur Brust und ziehen Sie dann das rechte Ohr zur rechten Schulter. Sie können auch hier mit der Hand die Dehnung verstärken. Auf jeder Seite 5 bis 10 Sekunden halten.

Halten Sie den Kopf wieder gerade, legen Sie ihn dann ein wenig zurück und blicken Sie nach oben. 5 bis 10 Sekunden halten.

Cardiotraining und Spiele

Für viele Fitnessenthusiasten ist Cardiotraining eine öde, mühselige Zeitverschwendung am Ende eines Workouts. Um aus einer Cardiophase möglichst viel herauszuholen, müssen Sie sich nicht eine Stunde lang auf einem überdimensionierten Hamsterrad abstrampeln. Es ist jede Form von Bewegung erlaubt, die Ihre Herzfrequenz erhöht.

Die folgenden Cardioübungen mögen Ihnen als Anregung zu Aktivitäten dienen, die Ihren Puls beschleunigen, Ihre Ausdauer, Kraft und Beweglichkeit steigern sowie Kalorien und Fett verbrennen. Lassen Sie Ihrer Fantasie freien Lauf: Werfen Sie sich mit einem Partner einen Medizinball zu oder prellen Sie ihn gegen eine Wand; Sie können auch Seil springen, über Hütchen springen, Treppen hinauffechten oder – mein Favorit – mit Ihren Kindern tanzen.

Am Ende jedes Workouts steht eine Zeitangabe für Cardioübungen. Doch diese Dauer ist nicht in Stein gemeißelt und hängt stark davon ab, was Sie machen. Fest steht, dass Sie umso schneller fertig sind, je mehr Sie sich ins Zeug legen. Kombinieren Sie einfach unterschiedliche Aktivitäten wie Seilspringen oder Schattenboxen, um den ganzen Körper auf Trab zu bringen, und Sie sind schneller schweißgebadet und reif für die Dusche, als Sie denken.

Mannschafts- oder Einzelsportarten bieten sich gleichermaßen als Cardiotraining an. Manchmal hilft es, sich selbst zu überlisten. Liefern Sie sich einen kleinen Wettstreit mit einem Partner. Sie können zu zweit gegeneinander Basketball spielen oder auch allein auf den Korb werfen, bis Ihnen die Puste ausgeht. Weitere Ideen finden Sie unter »Fitnessspiele« ab Seite 138. Das Entscheidende bei jeder Art von Spiel – sowohl im Wettkampf als auch für ein effizientes Workout – ist die Intensität: Je mehr Sie sich ins Zeug legen, desto besser der Spielstand und desto mehr Spaß macht es, sodass Sie sich schon auf das nächste Mal freuen.

ERMITTELN SIE IHRE IDEALE HERZFREQUENZ

Um die Fettverbrennung zu optimieren, müssen Sie zunächst Ihren Ruhepuls (RP) kennen und anhand dieses Werts Ihren Zielpuls (ZP) ermitteln.

So berechnen Sie die maximale Herzfrequenz (in Herzschlägen pro Minute), die Ihr Herz erreichen kann (MHF):

$$220 - \text{IHR ALTER} = \text{MHF}$$

Um im Fettverbrennungsbereich mit 60 Prozent Ihrer MHF zu trainieren, haben Sie beim Cardiotraining einen Zielpuls von:

$$220 - \text{IHR ALTER} \times \text{WUNSCH-\%} = \text{ZP}$$

Um Ihren Zielpuls noch genauer zu ermitteln, müssen Sie Ihren Ruhepuls kennen. Messen Sie ihn morgens direkt nach dem Aufwachen, und wenden Sie folgende Formel an:

$$(220 - \text{IHR ALTER} - \text{RP}) \times \text{WUNSCH-\%} + \text{RP} = \text{ZP}$$

Beachten Sie bitte, dass Sie Ihren Ruhepuls zunächst abziehen, bevor Sie mit dem gewünschten Prozentsatz der maximalen Herzfrequenz multiplizieren und am Schluss Ihren Ruhepuls wieder addieren.

Alle Spiele helfen Ihnen dabei, schlank und fit zu werden, insofern ist eines so gut wie das andere. Seien Sie kreativ und finden Sie mit der Zeit heraus, was Ihnen am meisten liegt.

Sicherheitswarnung: Wenn Sie im Freien sind, besonders in der Nähe von Autoverkehr, bitte immer auf die Umgebung achten!

Cardioübungen

HAMPELMANN

Ihr Sportlehrer hatte recht – diese Übung wird Sie für den Rest Ihres Lebens begleiten. Doch Sie sollten sich nicht mit einem Satz langweiliger Hampelmänner begnügen: Kombinieren Sie die klassische Übung mit einer Drehung, einem Ausfallschritt oder einem Schritt zur Seite.

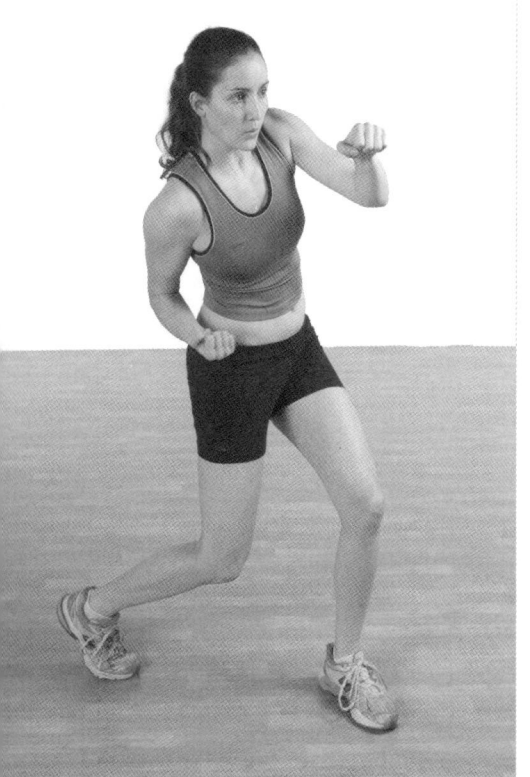

SCHATTENBOXEN

Das Gute am Schattenboxen ist, dass Ihr Schatten nicht zurückschlägt, auch wenn Sie sich nach drei Minuten heftiger Fausthiebe und harter Beinarbeit vielleicht wünschen, dass Sie jemand k. o. schlägt. Versuchen Sie, 1 Minute lang bei normaler Intensität zu boxen und dann 30 Sekunden wie verrückt um sich zu schlagen. Es ist schon erstaunlich, wie befreiend diese anstrengende Übung wirkt und wie gut man dabei seine Aggressionen loswerden kann.

SEILSPRINGEN

Bekanntlich verbessern Boxer mit dem Springseil ihre Beweglichkeit und ihr Timing, trainieren ihr Herz-Kreislauf-System und halten sich schlank. Es gibt eine Vielzahl an Varianten wie Speed Step, Criss Cross, Side Swing, Double Under. Also schnappen Sie sich ein Seil und springen Sie los!

TREPPENSTEIGEN

Die meisten Häuser verfügen über eine Treppe, und die meisten Leute laufen schnurstracks daran vorbei zum Fahrstuhl. Da sie außer Ihnen kaum jemand benutzt, spricht alles dafür, dass Sie die Treppe zu Ihrem Spielfeld machen. Sprinten Sie hinauf, gehen Sie hinunter; nehmen Sie zwei Stufen auf einmal; hüpfen Sie beidbeinig hinauf … Ihrer Fantasie sind keine Grenzen gesetzt, solange Sie darauf achten, nicht hinunterzufallen.

MARSCHDREHUNG *SEITE 105*
Können Sie den Cancan? Winkeln Sie Ihre Unterarme vor dem Körper an, drehen Sie den Rumpf und ziehen Sie das linke Knie zum rechten Ellbogen. Wiederholen Sie den Ablauf mit dem rechten Knie und dem linken Ellbogen … und legen Sie ein bisschen Rhythmus hinein! Ein kleiner Hüpfer mit dem Standbein hilft dabei, den Schwung von einem Bein aufs andere zu verlagern. Fangen Sie langsam an, werden Sie dann schneller, legen Sie vielleicht sogar ein paar Intervalle ein (siehe Musikintervalle auf Seite 138), um Ihren Puls so richtig in die Höhe zu treiben. Spielen Sie ein bisschen, streuen Sie ein paar Ausfallschritte, Hampelmänner oder andere Übungen ein und entwerfen Sie Ihr eigenes Aerobic-Training.

MEDIZINBALLWÜRFE
Der Medizinball, schon lange ein fester Bestandteil des Core-Trainings, eignet sich auch bestens für Spiele, ob Sie ihn nun alleine gegen eine Wand werfen beziehungsweise auf den Boden prellen oder ihn sich mit einem Partner zuwerfen. Ich empfehle, mit einem leichteren Gewicht zu beginnen und mit zunehmender Kraft zu einem schwereren Ball zu wechseln (siehe Beispiele auf Seite 138–141).

SPRUNGKNIEBEUGEN *SEITE 100*
Der Name ist Programm – Kniebeugen, aus denen Sie in die Luft springen.

BURPEES *SEITE 108–109*
Dieses großartige Ganzkörper-Workout können Sie in jeder Umgebung ausführen. Sie kommen dabei ins Schwitzen und trainieren Arme, Brust, Gesäß, Quadrizeps, hintere Oberschenkelmuskeln, Waden und Core. Zur Abwechslung können Sie in der Liegestützposition auch einen Liegestütz, Frontstütz oder Bergsteiger integrieren. Wenn Sie davon nicht genug kriegen können, kann ich Ihnen den J-up nur wärmstens empfehlen (Seite 113–115), sozusagen den großen Bruder des Burpee.

SPRINT-INTERVALLE
Markieren Sie auf dem Boden einige Stellen, die jeweils maximal 25 Meter voneinander entfernt sind. Bewegen Sie sich im Wechsel von Joggen, Springen, Kniehebelauf, Anfersen, Überkreuzlauf und Sprints zwischen diesen Markierungen hin und her. Auf einem Sportplatz oder einem flachen Rasen können Sie barfuß sprinten. So habe ich meine Füße, Fußgelenke und Waden gekräftigt. Aber übertreiben Sie es nicht gleich! (Siehe auch Hot Corner auf Seite 143–145.)

LAUFBANDSTEIGERUNGS-INTERVALLE

Stellen Sie sich auf ein Laufband und beginnen Sie ohne Steigung und bei mäßigem Tempo. Erhöhen Sie die Steigung alle 2 Minuten um 0,5 Prozent und beschleunigen Sie das Tempo um 0,5 km/h. Finden Sie heraus, wie hoch Sie kommen! Versuchen Sie außerdem, Musikintervalle (siehe im Folgenden) einzulegen und jedes Mal beim Refrain Ihrer Songs Steigung und Tempo hochzuschrauben. Seien Sie erfinderisch. Zur Sicherheit: Gehen Sie nie über das für Sie verträgliche Tempo hinaus und hören Sie auf Ihren Körper, bevor Sie höhere Steigungen und Geschwindigkeiten einstellen.

VOLLE DECKUNG

Treten Sie 30 Sekunden auf der Stelle, werfen Sie sich flach auf den Boden, führen Sie einen schwungvollen Liegestütz aus, schnellen Sie in den Stand hoch und wiederholen Sie diesen Ablauf. Verkürzen Sie jede Wiederholung um 5 Sekunden, bis Sie bei 0 sind.

MUSIKINTERVALLE

Diese Übung funktioniert mit jedem beliebigen Cardiogerät und ebenso mit Aerobic und Sprints. Stöpseln Sie die Kopfhörer ein und drehen Sie die Musik voll auf. Beginnen Sie langsam und steigern Sie, wenn es zum Refrain kommt, die Intensität auf 80 Prozent. Falls Sie gerade das Glück haben und ein Gitarrensolo erwischen, gehen Sie, wenn Sie können, auf 100 Prozent!

Fitnessspiele

Hier sind nur ein paar Ideen für den Anfang. Besuchen Sie unsere englischsprachige Website 7weekstogettingripped.com, um ein paar zusätzliche Würfe zu finden, die es nicht in die Druckversion geschafft haben.

MEDIZINBALLWEITWURF

Bei dieser Übung geht es darum, dass Sie und Ihr Partner in möglichst großem Abstand voneinander einen Medizinball hin- und herwerfen und eine Reihe verschiedener Wurftechniken anwenden. Dabei führen Sie automatisch Sprünge, Kniebeugen und Drehungen aus, und so sollten Sie unbedingt aufgewärmt sein, bevor Sie mit diesem Spiel beginnen. Zur Sicherheit: NIEMALS versuchen, einen Medizinball im Wurf aufzufangen, sondern immer erst einmal aufspringen lassen, wie es in jeder Anleitung steht!

Spielerzahl: 2

Anleitung: Verwenden Sie vier Hütchen. Platzieren Sie zwei davon nebeneinander und die anderen beiden etwa 3 Meter davon entfernt. Gehen Sie neben einem Hütchenpaar in Stellung; Ihr Partner bezieht seinen Posten am anderen Hütchenpaar. Bestimmen Sie, wer anfängt. Wer-

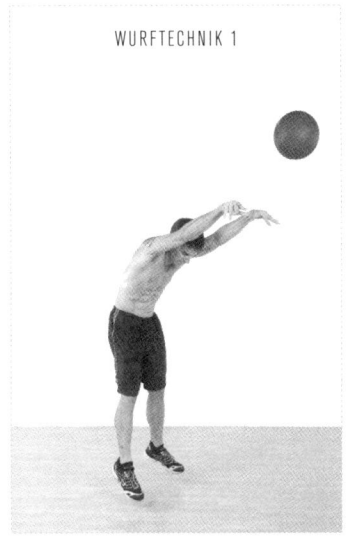
WURFTECHNIK 1

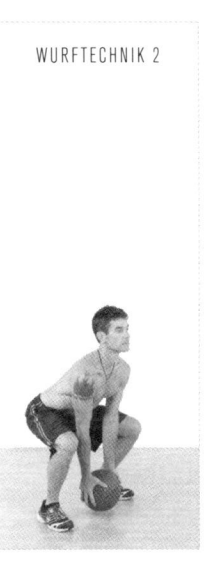
WURFTECHNIK 2

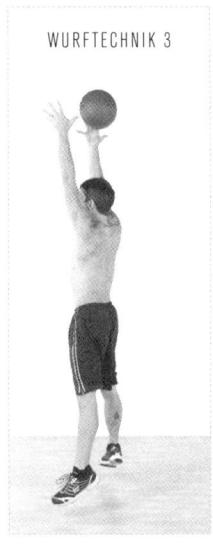
WURFTECHNIK 3

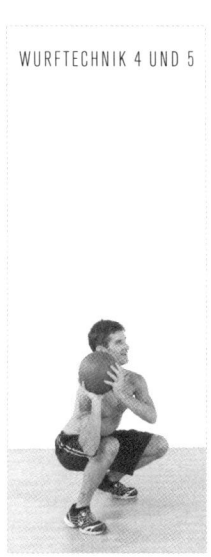
WURFTECHNIK 4 UND 5

fen Sie den Ball so nah wie möglich bis an die Hütchen Ihres Partners. Dieser versetzt nun ein Hütchen an die Stelle, an der Ihr Ball auftrifft, egal ob das näher als die ursprünglichen 3 Meter oder weiter davon entfernt ist. Von dort aus macht er seinen ersten Wurf. Das andere Hütchen bleibt an der ursprünglichen Ausgangsposition stehen. Jeder von Ihnen führt je 10 der nachfolgend beschriebenen Würfe aus, und nach jeder Runde ermitteln Sie den Sieger: Derjenige, dessen zweites Hütchen dem Ausgangspunkt am nächsten steht, hat gewonnen.

Ein Match umfasst den Wechsel zwischen folgenden Wurftechniken:

WURFTECHNIK 1: ÜBER KOPF NACH VORNE

Halten Sie den Ball mit beiden Händen und ausgestreckten Armen und bleiben Sie mit beiden Füßen fest am Boden stehen (es sind keine Schritte erlaubt). Spannen Sie den Core und die unteren Rückenmuskeln an und lehnen Sie sich ein wenig zurück. Führen Sie den Ball, ohne die Ellbogen zu beugen, über dem Kopf nach hinten. Werfen Sie den Ball aus der Kraft des Cores (nicht der Arme) mit einer Vorwärtsbewegung des ganzen Oberkörpers so weit wie möglich nach vorne.

WURFTECHNIK 2: UNTERHAND VORWÄRTS

Stellen Sie sich in Kniebeugeposition vor Ihrem Partner hin und legen Sie den Ball zwischen Ihren Füßen auf den Boden. Nehmen Sie die Hände seitlich an den Ball und schaufeln Sie den Ball nach vorne, während Sie mit einem Satz in die Höhe schnellen. Ihre Arme geben dem Ball nur die Richtung; Sie werfen den Ball mit der Schwungkraft Ihrer Beine.

WURFTECHNIK 3: UNTERHAND RÜCKWÄRTS

Beginnen Sie in der Kniebeuge mit dem Rücken zu Ihrem Partner. Dann schnellen Sie nach oben, schwingen den Ball über Ihren Kopf und werfen ihn nach hinten. Mit dieser Technik wirft man im Allgemeinen am weitesten und beansprucht den ganzen Körper. Stoßen Sie, wenn Sie aus der Hocke springen, getrost einen Urschrei aus. Für einen möglichst weiten Wurf sollten Sie sich um eine flache Flugbahn bemühen.

WURFTECHNIK 4 UND 5: KUGELSTOSSEN

Halten Sie den Ball mit der flachen Hand neben der Schulter und stützen Sie ihn mit der anderen Hand ab. Ihre Füße zeigen zu Ihrem Partner und in die Stoßrichtung. Gehen Sie mit geradem Rücken (nicht gedreht) in die Hocke, schnellen Sie am tiefsten Punkt in die Höhe und werfen Sie den Ball, ohne die Füße zu bewegen, so weit wie möglich zum gegnerischen Hütchen. Obgleich diese Übung viel Armkraft erfordert, kommt die entscheidende Kraft aus den Beinen. Wechseln Sie bei den einzelnen Würfen zwischen den Händen.

WURFTECHNIK 6 UND 7: SHOT-PUT TWIST

Die Füße sind im rechten Winkel zur Wurfrichtung und zu Ihrem Partner aufgestellt. Halten Sie den Ball in der erhobenen flachen Hand und stützen Sie ihn mit der anderen Hand, während Sie in die Hocke gehen und sich gleichzeitig zur Seite drehen. Am tiefsten Punkt der Hocke sollten Sie sich so weit um die eigene Achse gedreht haben, dass der Ball fast vollständig hinter Ihrer Schulter verschwindet. Schnellen Sie wie eine

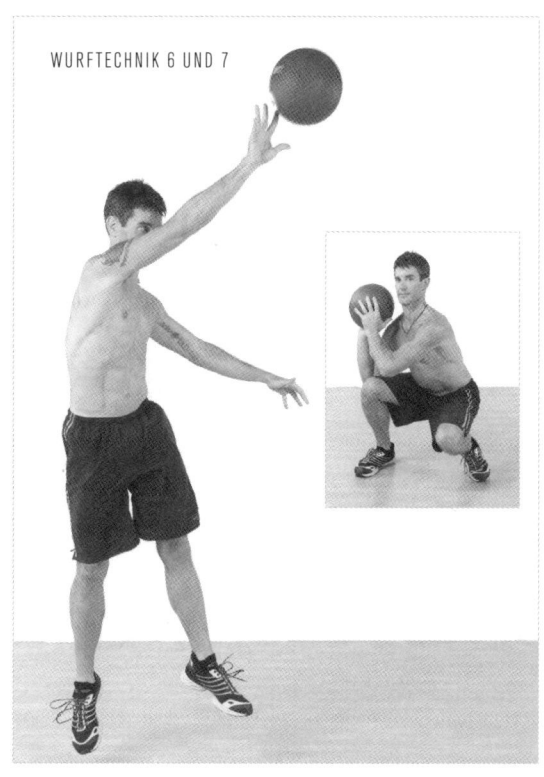

WURFTECHNIK 6 UND 7

Sprungfeder empor, springen Sie hoch und schleudern Sie den Ball an Ihrem Körper vorbei zum Hütchen des Partners. Dieser Wurf erfordert eine Menge Arm- und Beinkraft, aber auch eine gute Drehung im Rumpf. Bei jedem Wurf die Hand wechseln.

WURFTECHNIK 8: BODENPASS

Sie stehen mit beiden Füßen fest auf dem Boden (es sind keine Schritte erlaubt), halten den Ball zwischen den Händen über dem Kopf, lehnen sich ein wenig zurück und spannen den Core und die unteren Rückenmuskeln an. Beugen Sie nicht die Ellbogen, wenn Sie den Ball über dem Kopf nach hinten führen. Die Arme sollten immer

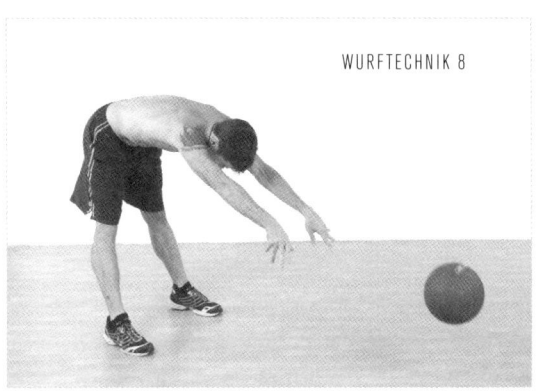

WURFTECHNIK 8

können, ohne mit dem angehobenen Fuß den Boden zu berühren, stoßen Sie sich mit dem Standbein ab und strecken Sie gleichzeitig den Arm aus, um den Ball zu werfen. Bei diesem Wurf verbessern Sie in besonderem Maße Gleichgewichtssinn und Kraft. Außerdem macht es Spaß, ein Match mit diesem Wurf zu beenden, da höchstwahrscheinlich einer von Ihnen das Gleichgewicht verliert und den Ball nicht besonders weit wirft. Falls Sie mit dem angehobenen Fuß den Boden berühren, gilt das als Foul und Sie müssen den Wurf wiederholen. Wechseln Sie bei jedem Wurf die Hand.

gestreckt bleiben. Schnellen Sie aus der Kraft des Cores (nicht der Arme) mit dem Oberkörper nach vorne und werfen Sie den Ball so fest wie möglich auf den Boden, sodass er aufspringt. Als Wurfweite gilt die Stelle, an der der Ball liegen bleibt. Als Regel gilt: Der Ball darf nicht weiter als 1,50 Meter von Ihren Füßen entfernt aufspringen.

WURFTECHNIK 9 UND 10: EINBEINIGES KUGELSTOSSEN

Sie stehen mit beiden Füßen in Wurfrichtung, der Ball ruht auf einer Hand. Heben Sie den Fuß, der der Ball führenden Hand gegenüberliegt. Gehen Sie so tief in die Hocke, wie Sie

WURF UND LAUF

Spielerzahl: 1

Anleitung: Werfen Sie den Medizinball mit der Unterhandtechnik so weit wie möglich. Sobald Sie den Ball weggeschleudert haben, sprinten Sie hinterher, schnappen den Ball und werfen ihn erneut, bis Sie das Ende des Spielfelds erreichen. Kehren Sie um und laufen Sie, den Ball werfend, ohne Pausen zu Ihrer Ausgangsposition zurück. Nach Wunsch wiederholen und die Wurftechnik wechseln.

BOCKSPRINGEN

Bei diesem Spiel gibt es keinen Gewinner oder Verlierer – es geht nur darum, dass Sie und Ihr Partner ordentlich ins Schwitzen kommen.

Spielerzahl: 2

Anleitung: Beide Spieler starten an einer Auslinie oder einem Hütchen.

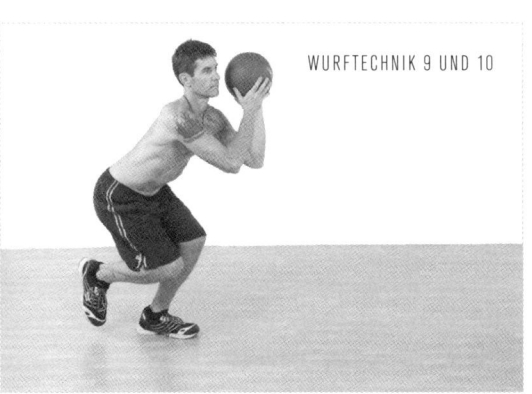

WURFTECHNIK 9 UND 10

Einer eröffnet das Spiel, indem er den Medizinball mit gestreckten Armen nach vorne wirft. Sobald der Ball in der Luft ist, sprinten beide Spieler hinter ihm her. Der Spieler, der nicht geworfen hat, fängt den Ball auf und wirft ihn auf dem Spielfeld weiter weg. Unterdessen hat ihn der ursprüngliche Werfer schon überholt, um den erneut geworfenen Ball aufzufangen. Wiederholen Sie das mehrfach in beide Richtungen des Spielfelds und wechseln Sie dabei zwischen über Kopf nach vorn, Unterhand vorwärts sowie Kugelstoßen.

OUT-&-BACK-SPRINTS

Wer bis zum Schluss steht, gewinnt das Spiel.

Spielerzahl: 2 oder mehr

Anleitung: Sie beginnen neben einem Hütchenpaar stehend. Einer der Spieler wirft den Ball entweder über Kopf, aus der Unterhand oder mit der Kugelstoßtechnik nach vorn. Der andere Spieler sprintet hinter dem Ball her, fängt ihn, hebt ihn über den Kopf und sprintet so mit dem Ball zurück. Halten Sie den Ball über dem Kopf gut fest. Wenn es der Sprinter bis zur

Startposition zurück schafft, tauschen Sie die Rollen (bei mehr als 2 Spielern der Reihe nach). Wer als Erster aufgibt, ist raus.

PUNTER

Dieses temporeiche Spiel ist ein Wahnsinnsspaß, solange sich die Spielerzahl zwischen 2 und 4 bewegt (darüber hinaus wird es ein wenig chaotisch). Am besten spielt man es auf einem Fußballfeld, aber auch eine ebene Wiese ist als Spielfläche geeignet.

Spielerzahl: 2 bis 4

Anleitung: Alle starten an der Auslinie in der Nähe eines Fußballtors. Ein Spieler, der sogenannte Punter, schießt einen Football, so weit er kann, die anderen rennen hinter dem Ball her. Der Erste, der ihn berührt, nimmt ihn in Besitz und darf aufs Tor schießen. Er muss den Ball von der Stelle aus, an der er ihn berührt hat, quer übers Spielfeld Richtung Tor hauen. Für ein Tor mit einem Schuss gibt es drei Punkte, mit zwei Schüssen einen Punkt. Wenn ein Torversuch abgeschlossen ist, geht es in die nächste Runde, und der (Tor-)Schütze ist der

BALLSPRINTS

Fußbälle jeglicher Art, Tennisbälle, Rugbybälle – wir haben mit allen experimentiert und finden sie alle toll. Die hier beschriebenen Spiele sind nur ein Bruchteil der unerschöpflichen Möglichkeiten, die man sich mit ein wenig Fantasie ausdenken kann. Die einzige Regel, die es in diesem Abschnitt zu beachten gilt: den Ball so weit wie möglich werfen oder schießen und dann wie der Teufel hinterherrennen.

neue Punter. Ein American Football springt so unvorhersehbar, dass man nie weiß, ob er im Netz landet oder nicht! Mit einem europäischen Fußball wird das Spiel ein wenig berechenbarer. Mit einem Rugby-Ball bekommt es internationales Flair.

TENNISBALL-WÜRFE

Darauf greife ich zurück, wenn ich ein Workout machen möchte, aber mir nicht der Sinn nach Sprints steht.

Spielerzahl: 1

Anleitung: Werfen Sie auf einer offenen Rasenfläche einen Tennisball so hoch und weit wie möglich. Sobald der Ball in der Luft ist, rennen Sie hinterher und versuchen, ihn aufzufangen, bevor er herunterfällt. Wenn Sie ihn fangen, bevor er aufspringt, gibt es 3 Punkte. Nach dem Aufspringen geben Sie sich einen Punkt, bei mehr als einem Mal Aufspringen keinen. Spielen Sie bis 21 gegen sich selbst und überzeugen Sie sich von diesem Power-Training.

HOT CORNER

Lust auf ein tolles Workout, das im Wesentlichen ein Zirkeltraining mit einem Wettlauf-Element ist? Suchen Sie sich ein Fußballfeld und gegebenenfalls einen Kumpel und los geht's!

Spielerzahl: 1 bis 8

Anleitung: Am besten eignet sich hierfür ein Fußballfeld, doch ansonsten tut es jede freie Fläche, auf der man Stationen markieren kann. Teilen Sie das Feld in Abschnitte ein, jeder für eine bestimmte Übung. Die Einteilung finden Sie im Diagramm auf Seite 145. Bei diesem Spiel bzw. Wettrennen dreht sich alles um Intensität, also lassen Sie Ihrer Fantasie freien Lauf!

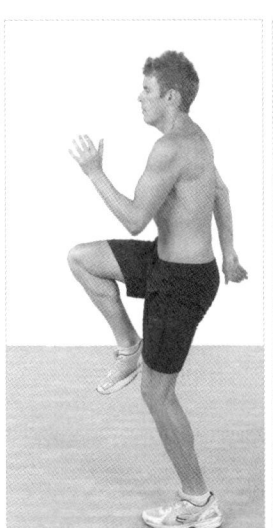
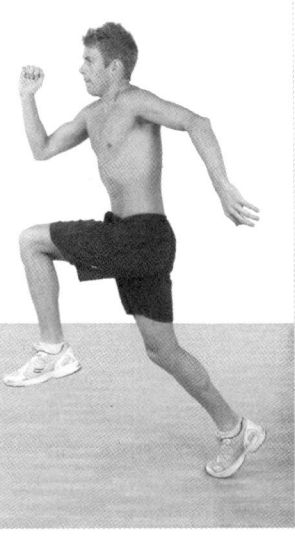

Kniehebelauf

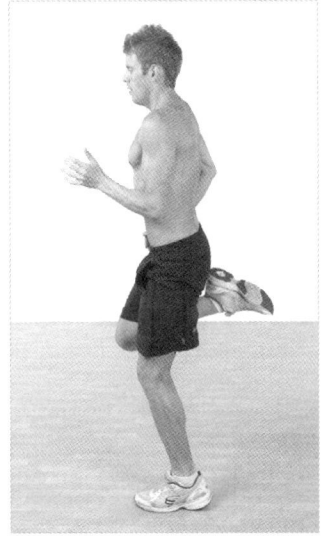

Anfersen

Integrieren Sie eine Treppe, einen Hang oder sonst etwas ins Spielfeld, was Ihnen reizvoll erscheint.

Station 1 ist zugleich Start und Ziel. An jedem markierten Punkt auf dem Feld führen Sie so schnell wie möglich eine bestimmte Übung durch und laufen dann zum nächsten Abschnitt weiter.

Stationen 1–5: Liegestütz-Übungen

Station 1: 10 normale Liegestütze
Station 2: 10 Diamant-Liegestütze
Station 3: 10 breite Liegestütze
Station 4: 10 enge Liegestütze
Station 5: 10 normale Liegestütze
Läufe 1–5: Laufübungen

Lauf 1: rückwärts von Station 1 zu Core 1 laufen

Lauf 2: Kniehebelauf oder Seilspringen von Core 1 zu Station 2
Lauf 3: Side to Side von Station 2 zu Station 3. Auf halbem Weg um 180 Grad drehen, um beidseitig zu trainieren
Lauf 4: Anfersen von Station 3 zu Core 2
Lauf 5: Ausfallschritte von Core 2 zu Station 4
Sprint: Aus dem letzten Liegestütz hochschnellen und los!

Core 1 und 2: Core-Übungen

Core 1: 20 Crunches mit Beinanziehen
Core 2: 20 x Bergsteiger

Alle starten an Station 1, einer Ecke des Fußballfelds – diese markiert sowohl den Start als auch die Ziellinie.

Sobald jemand »Los!« schreit, wirft sich jeder auf den Boden und absolviert 10 Liegestütze. Wenn Sie mit den Liegestützen fertig sind, laufen Sie rückwärts bis zur Mitte des Fußballfelds und führen dort 20 Crunches mit Beinanziehen aus. Danach geht's im Kniehebelauf oder seilspringend zu Station 2. Dort werden 10 Diamant-Liegestütze verlangt. Von dort aus laufen Sie an der Auslinie entlang im Side to Side zu Station 3. Auf halbem Weg drehen Sie sich um 180 Grad und legen den restlichen Weg andersherum zurück.

In der zweiten Hälfte des Spiels geht es zur Sache. Dagegen nimmt sich die erste Hälfte wie eine sanfte Aufwärmphase aus.

10 breite Liegestütze werden an Station 3 ausgeführt, dann begeben Sie sich so schnell Sie können mit Anfersen zur Mittelstation 2, wo 20 Bergsteiger (10 auf jeder Seite) folgen. Anschließend geht es mit Ausfallschritten vorwärts weiter zu Station 4, wo 10 enge Liegestütze auf Sie warten. Nach dem letzten Liegestütz schnellen Sie in die Höhe und laufen im vollen Sprint zu Station 5. Dort gehen Sie sofort zu Boden und absolvieren 10 normale Liegestütze. Der Erste, der alle diese Aufgaben gemeistert hat, ist der Gewinner.

Um sich so richtig in Form zu bringen, geht das Ganze noch ein paar Mal von vorne los. Ruhen Sie sich nach dem ersten Durchgang 3 bis 5 Minuten aus und trinken Sie etwas, bevor Sie sich in die nächste Runde stürzen. Wenn Sie dieses Programm mit der richtigen Intensität absolvieren, würde ich es bei einer Runde belassen, bis Sie topfit sind und Ihr Körper mehr verkraftet. Glauben Sie mir: Hot Corner wird zu den vergnüglichsten, aber auch anstrengendsten 4 Minuten Ihres Lebens gehören.

Und nicht vergessen: Hot Corner ist auch ein großartiges Einzeltraining! Raus an die frische Luft und dann zur Sache!

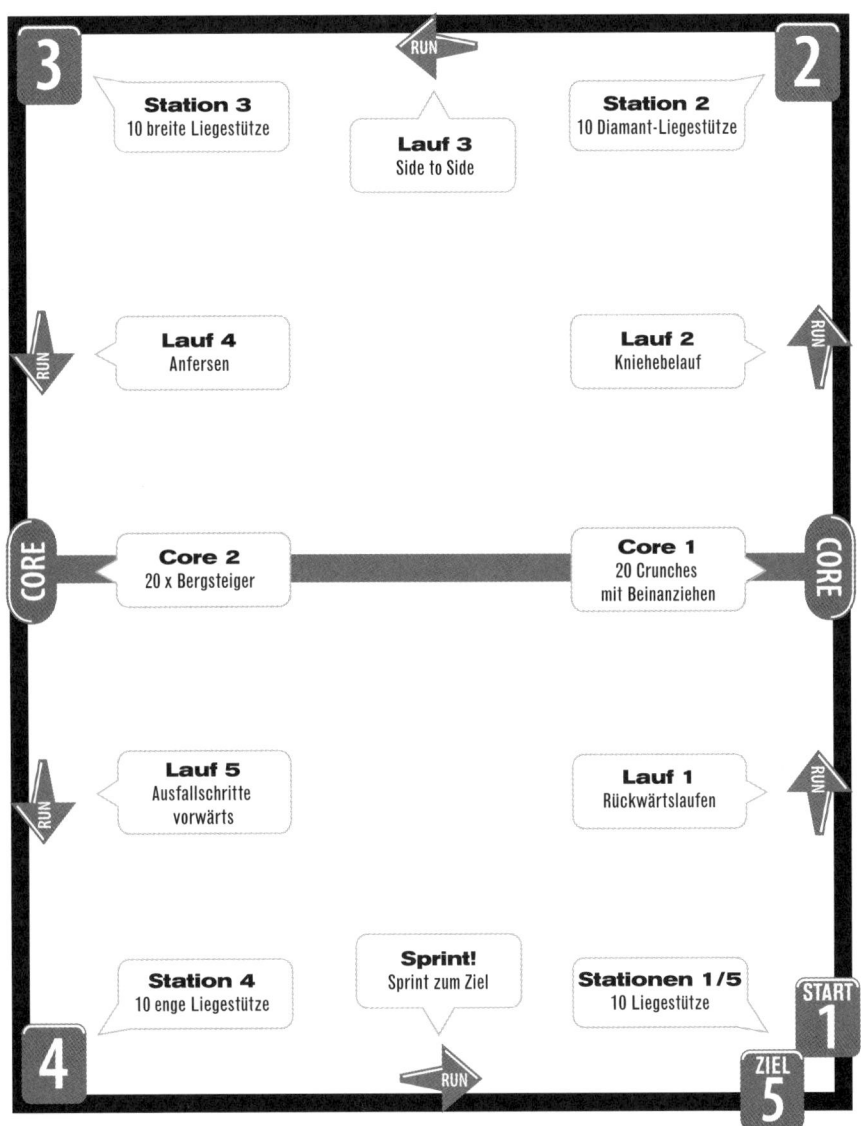

3

Station 3
10 breite Liegestütze

RUN

Lauf 3
Side to Side

Station 2
10 Diamant-Liegestütze

2

Lauf 4
Anfersen

RUN

Lauf 2
Kniehebelauf

RUN

CORE

Core 2
20 x Bergsteiger

Core 1
20 Crunches
mit Beinanziehen

CORE

Lauf 5
Ausfallschritte
vorwärts

RUN

Lauf 1
Rückwärtslaufen

RUN

Station 4
10 enge Liegestütze

Sprint!
Sprint zum Ziel

Stationen 1/5
10 Liegestütze

START
1

4

RUN

ZIEL
5

Grafik zu Hot Corner

Trainingsplan fürs Einsteigerlevel

Willkommen zum Einsteigerprogramm, mit dem Frauen und Männer aller Fitnesslevel die Ganzkörperkraft entwickeln können, die sie für die Workouts in Teil 2 benötigen. Das Einsteigerlevel ist ein dreiwöchiger Trainingsplan, bei dem sich die Anforderungen langsam erhöhen und ein umfangreiches Trainings- und Lernpensum absolviert wird. Es ist absolut unerlässlich, dass Sie mithilfe dieses Plans nicht nur Kraft aufbauen, sondern auch die korrekte Ausführung der einzelnen Übungen erlernen. Anfänger wiederholen das Einsteigerprogramm so lange, bis sie sich selbst fit genug für den Sprung zu Level I fühlen.

Die Anleitung für die Übungen finden Sie sowohl im Anschluss an den Test zum Einsteigerprogramm ab Seite 152 als auch in Teil 3 ab Seite 67. Das Einsteigertraining dient als Vorbereitung für alle, die sich noch nie mit Ganzkörper-Workouts beschäftigt haben, eignet sich aber ebenfalls für die Erhaltungsphase, nachdem Sie Level I oder Level II gemeistert haben. Dieses Programm hat den zusätzlichen Vorzug, dass Sie es als effizientes Workout für unterwegs absolvieren können – im Hotelzimmer, im Campingurlaub, ja sogar vor oder nach einem Auftritt hinter der Bühne.

Tipps zum Einsteigerprogramm

Wenn Sie zum ersten Mal Krafttraining machen oder nach längerer Pause wieder damit anfangen, **GEHEN SIE ES LANGSAM AN!** Habe ich mich deutlich genug ausgedrückt? Nach Ihren ersten Übungstagen haben Sie mit Sicherheit ein, zwei Tage Muskelkater, und wenn Sie es übertreiben, müssen Sie hinterher ein paar Mal passen. Das passiert fast jedem, der mit einem neuen Trainingsplan beginnt – seien Sie schlauer!

Klimmzüge mit Unterstützung und Knie-/Wand-Liegestütze bereiten Sie darauf vor, diese Übungen am Ende des Einsteigerprogramms ohne Hilfe auszuführen. Der eine oder andere wird länger brauchen, bis er das für Level I erforderliche Minimum von 5 klassischen Liegestützen schafft. Lassen Sie sich nur nicht entmutigen! Sie können das Einsteigerprogramm wiederholen, sooft Sie wollen. Sie werden dabei stetig Kraft aufbauen und bei den anderen Übungen die Intensität steigern können.

Und ich kann Ihnen noch etwas verraten: Auch mit dem Einsteigerprogramm werden Sie schlanker!

Ein plötzlicher enormer Zuwachs an Muskelkraft und -masse ist ein schöner Traum, doch in etwa so wahrscheinlich wie sechs Richtige im Lotto. Fest steht aber: Jede Anstrengung zahlt sich aus. Ausdauer und Intensität sind neben den Vorgaben und Anleitungen in diesem Buch alles, was Sie brauchen, um durchtrainiert und schlank zu werden.

Nichts motiviert so sehr wie ein Vorher-Foto, ob Sie es nun an die Wand hängen oder in der Schublade verstecken. Sie müssen wissen, wo Sie einmal angefangen haben, um am Ende jedes Levels Ihre Fortschritte selbst einschätzen zu können.

Hier und da werden Sie ein Workout auslassen, egal, wie sehr Sie sich um Regelmäßigkeit bemühen – das Leben macht einem immer mal wieder einen Strich durch die Rechnung. Lassen Sie sich nicht gleich entmutigen, wenn Sie einmal einen Tag nicht trainiert haben – holen Sie das verpasste Workout am nächsten Trainingstag nach, das heißt, Sie setzen Ihr Programm für diese Woche einfach einen Tag zurück. Am Montag darauf beginnen Sie noch einmal mit derselben Trainingswoche. Haben Sie eine ganze Woche verpasst, setzen Sie am nächsten Montag wieder mit dem Programm ein. Das Ziel besteht nicht darin, die »7 Wochen« in vorgegebener Zeit durchzuziehen, sondern den perfekten Body zu bekommen. Selbst wenn Sie 6 Monate brauchen, in denen Sie sich immer wieder von Neuem aufraffen müssen, ist das Ergebnis am Ende jede Mühe wert!

Anmerkung: Ruhe- und Erholungsphasen sind für den Erfolg der Programme ganz wesentlich und sollten entsprechend dem Plan eingehalten werden. Vergessen Sie außerdem nie, sich vor dem Training aufzuwärmen und hinterher zu dehnen! Übungen siehe Seiten 123–133.

Einsteigerlevel

Woche 1

2 Minuten Pause nach jedem Satz (wenn nötig länger)

Mo.	*Satz 1*	4 Liegestütze	6 Kniebeugen	30 Sek. Frontstütz	3 Klimmzüge (Untergriff) mit Unterstützung
	Satz 2	5 Liegestütze	5 Ausfallschritte pro Bein	3 Klimmzüge (Obergriff) mit Unterstützung	8 Crunches mit Beinanziehen
	Satz 3	10 x Holzhacker	16 Marching Twists	8 x Bergsteiger	—
	Cardio	10 Min. Cardio/Spiel			
Di.		Ruhetag			
Mi.	*Satz 1*	3 Liegestütze	20 Sek. Frontstütz	10 x Bergsteiger	2 Klimmzüge (Obergriff) mit Unterstützung
	Satz 2	6 Ausfallschritte mit Drehung pro Bein	10 x Holzhacker	18 Marching Twists	8 Kniebeugen
	Satz 3	3 Klimmzüge (Obergriff) mit Unterstützung	8 x Beinheben im Hängen	8 umgekehrte Crunches	—
	Cardio	10 Min. Cardio/Spiel			
Do.		Ruhetag			
Fr.	*Satz 1*	3 Klimmzüge (Obergriff) mit Unterstützung	5 Liegestütze	8 Kniebeugen mit Medizinball	12 x Bergsteiger
	Satz 2	10 x Beinheben im Hängen	6 Ausfallschritte mit Drehung pro Bein	5 Liegestütze	10 Crunches mit Beinanziehen
	Satz 3	3 Klimmzüge (Untergriff) mit Unterstützung	12 x Holzhacker	20 Marching Twists	8 Kniebeugen
	Cardio	10 Min. Cardio/Spiel			
Sa.		Ruhetag			
So.		Ruhetag			

Anmerkung: Ruhe- und Erholungsphasen sind für den Erfolg der Programme ganz wesentlich und sollten entsprechend dem Plan eingehalten werden. Vergessen Sie außerdem nie, sich vor dem Training aufzuwärmen und hinterher zu dehnen! Übungen siehe Seiten 123–133.

Einsteigerlevel

Woche 2		2 Minuten Pause nach jedem Satz (wenn nötig länger)			
Mo.	Satz 1	5 Klimmzüge (Untergriff) mit Unterstützung	10 Kniebeugen	8 Liegestütze	30 Sek. Frontstütz
	Satz 2	14 x Holzhacker	12 x Bergsteiger	20 Marching Twists	12 x Hampelmann
	Satz 3	6 Liegestütze	30 Sek. Frontstütz	15 Sek. Seitstütz pro Arm	10 umgekehrte Crunches
	Cardio	10 Min. Cardio/Spiel			
Di.		Ruhetag			
Mi.	Satz 1	6 Klimmzüge (Obergriff) mit Unterstützung	5 Liegestütze	8 Kniebeugen mit Medizinball	10 x Bergsteiger
	Satz 2	10 x Beinheben im Hängen	6 Ausfallschritte mit Drehung pro Bein	5 Liegestütze	10 Crunches mit Beinanziehen
	Satz 3	2 Klimmzüge (Untergriff)	12 x Holzhacker	16 Marching Twists	8 Kniebeugen
	Cardio	10 Min. Cardio/Spiel			
Do.		Ruhetag			
Fr.	Satz 1	8 Liegestütze	11 Kniebeugen	30 Sek. Frontstütz	6 Klimmzüge (Untergriff) mit Unterstützung
	Satz 2	8 Liegestütze	8 Ausfallschritte mit Drehung pro Bein	2 Klimmzüge	10 Crunches mit Beinanziehen
	Satz 3	14 x Holzhacker	20 Marching Twists	12 x Bergsteiger	12 x Hampelmann
	Cardio	10 Min. Cardio/Spiel			
Sa.		Ruhetag			
So.		Ruhetag			

Anmerkung: Ruhe- und Erholungsphasen sind für den Erfolg der Programme ganz wesentlich und sollten entsprechend dem Plan eingehalten werden. Vergessen Sie außerdem nie, sich vor dem Training aufzuwärmen und hinterher zu dehnen! Übungen siehe Seiten 123–133.

Einsteigerlevel

Woche 3		2 Minuten Pause nach jedem Satz (wenn nötig länger)			
Mo.	*Satz 1*	6 Klimmzüge (Obergriff) mit Unterstützung	8 Liegestütze	12 Kniebeugen mit Medizinball	14 x Bergsteiger
	Satz 2	12 x Beinheben im Hängen	8 Ausfallschritte mit Drehung pro Bein	8 Liegestütze	10 umgekehrte Crunches
	Satz 3	3 Klimmzüge (Untergriff)	14 x Holzhacker	20 Marching Twists	45 Sek. Frontstütz
	Cardio	10 Min. Cardio/Spiel			
Di.		Ruhetag			
Mi.	*Satz 1*	12 x Beinheben im Hängen	8 Ausfallschritte mit Drehung pro Bein	9 Liegestütze	12 Crunches mit Beinanziehen
	Satz 2	3 Klimmzüge (Obergriff)	8 Liegestütze	14 Kniebeugen mit Medizinball	16 x Bergsteiger
	Satz 3	3 Klimmzüge (Untergriff)	16 x Holzhacker	20 Marching Twists	12 Kniebeugen
	Cardio	10 Min. Cardio/Spiel			
Do.		Ruhetag			
Fr.	*Satz 1*	4 Klimmzüge (Untergriff)	14 x Beinheben im Hängen	9 Ausfallschritte mit Drehung pro Bein	8 Liegestütze
	Satz 2	3 Klimmzüge (Obergriff)	16 Kniebeugen	45 Sek. Frontstütz	8 Liegestütze
	Satz 3	3 Klimmzüge (Untergriff)	4 umgekehrte Crunches	16 x Bergsteiger	18 x Holzhacker
	Cardio	10 Min. Cardio/Spiel			
Sa.		Ruhetag			
So.		Ruhetag			

Test zum Einsteigerprogramm

Herzlichen Glückwunsch! Sie haben das Einsteigerprogramm gemeistert! Dies ist genau der richtige Moment, um Ihren Fortschritt zu überprüfen. Legen Sie mindestens 2 volle Tage Erholungspause ein und führen Sie dann noch einmal den Einstufungstest mit den Power-4-Übungen durch:

- **MAXIMALE ZAHL KLIMMZÜGE**
  (2 Minuten Pause, Ergebnis notieren)

- **MAXIMALE ZAHL KNIEBEUGEN**
  (2 Minuten Pause, Ergebnis notieren)

- **MAXIMALE ZAHL LIEGESTÜTZE**
  (2 Minuten Pause, Ergebnis notieren)

- **MAXIMALE ZEIT FRONTSTÜTZ**
  (Ergebnis notieren)

Durchatmen, trinken und entspannen. Überprüfen Sie Ihre Ergebnisse, um zu entscheiden, ob Sie das Einsteigerprogramm wiederholen oder mit Level I beginnen sollten.

Knieliegestütz

Knieliegestütze werden wie Liegestütze ausgeführt (siehe Seite 68), nur stützen Sie sich dabei auf die Knie statt auf die Fußspitzen. Dadurch fällt ein Teil des Gewichts der Beine weg, und der günstigere Hebel macht diese Übung um 15 bis 20 Prozent leichter.

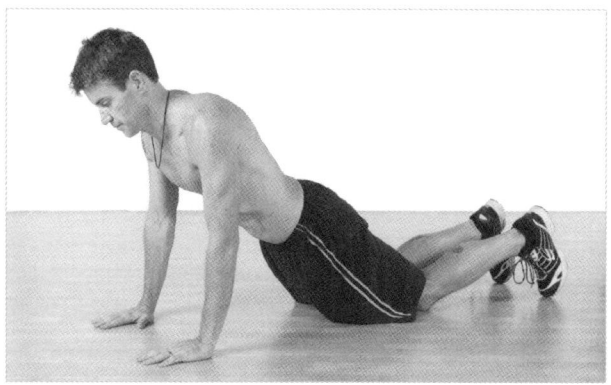

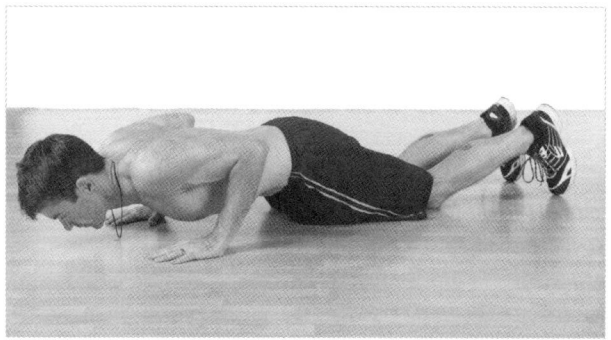

1 Knien Sie sich hin und platzieren Sie die Hände etwa schulterbreit auf dem Boden. Wandern Sie mit den Händen nach vorne, bis Ihr Körper vom Kopf bis zu den Knien eine gerade Linie bildet.

2 Atmen Sie langsam ein und senken Sie den Oberkörper auf etwa 7 bis 8 Zentimeter über dem Boden ab.

Atmen Sie aus und drücken Sie den Körper aus der Kraft der Arme, Brust, des Rückens und Cores in die Ausgangsposition hoch.

Wandliegestütz

*Diese Variante ist leichter als alle Bodenliegestütze einschließlich des Knieliege-
stützes.*

1 Legen Sie die Hände schulterbreit voneinander entfernt an eine Wand
und platzieren Sie die Füße so weit von der Wand entfernt, wie es Ihnen
angenehm ist. Je weiter Sie mit den Füßen von der Wand entfernt sind, desto
schwieriger wird die Übung. Spannen Sie den Core an, sodass der Rücken nicht
durchhängt. Der Körper sollte von Kopf bis Fuß eine gerade Linie bilden; lehnen
Sie den Kopf nicht nach vorne.

2 Atmen Sie ein, beugen Sie die Arme und senken Sie den ganzen Körper
Richtung Wand, bis Sie die Wand fast mit dem Kopf berühren.

Während Sie ausatmen, drücken Sie sich mithilfe von Brust und Armen in
die Ausgangsposition zurück.

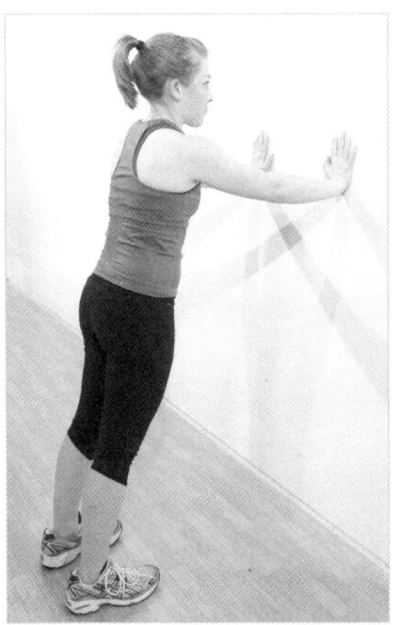 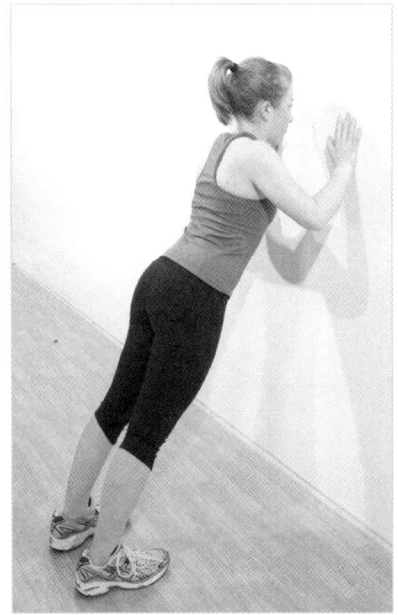

Klimmzug mit Unterstützung

Wenn Sie nicht Ihr ganzes Körpergewicht halten und hochziehen können, lassen Sie sich anfangs am besten von einem Partner helfen oder arbeiten Sie mit einem Widerstands-band, einem Stuhl oder einer Klimmzugmaschine. Diese Geräte sind eine wertvolle Hilfe, um die Übung zu erlernen, sollten jedoch nicht dauerhaft als Krücke dienen. Wenn Sie mit einer Maschine beginnen, müssen Sie sich darüber im Klaren sein, dass Sie möglichst bald ohne deren Hilfe auskommen sollten. Zweckmäßig ist es auch, das Stützgewicht bei jedem Workout um etwa 2 Kilo zu reduzieren und so nach und nach die eigene Bequemlichkeit zu überwinden. Sicherheitshinweis: Bevor Sie irgendwelche Hilfsgeräte einsetzen, sollten Sie sich davon überzeugen, dass diese Ihr Gewicht tragen können und stabil sind – setzen Sie nicht Ihre Sicherheit aufs Spiel! Falls Sie mit einem Widerstandsband arbeiten wollen, wählen Sie ein Band mit passender Zugkraft aus, die in Kilogramm angegeben ist; je höher das Gewicht, desto stärker muss die Hilfe sein.

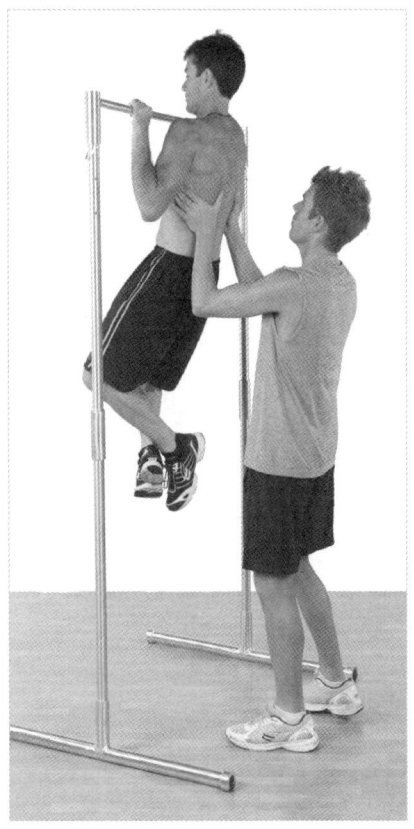

MIT EINEM PARTNER: Ihr Partner sollte Ihnen die Hände auf die Schulterblätter legen (wenn er richtig gut ist, wird er Ihnen sogar dabei helfen, die Schulterblätter zu Beginn der Übung zusammenzuziehen) und Sie bei der Auf- und Abwärtsbewegung an der Stange sanft unter-stützen. Niemals sollte jemand Ihnen helfen, indem er Ihre Füße hält – falls Sie nämlich mit den Händen von der Stange abrutschen, schlagen Sie mit dem Kopf auf dem Boden auf.

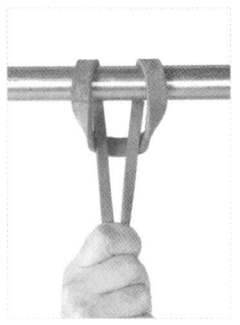

MIT EINEM BAND: Befestigen Sie das Band mit einem Ankerstichknoten an der Stange und hängen Sie das Knie in die untere Schlinge ein. Vergewissern Sie sich vor Übungsbeginn, dass Sie guten Halt haben und nicht aus der Schlinge rutschen.

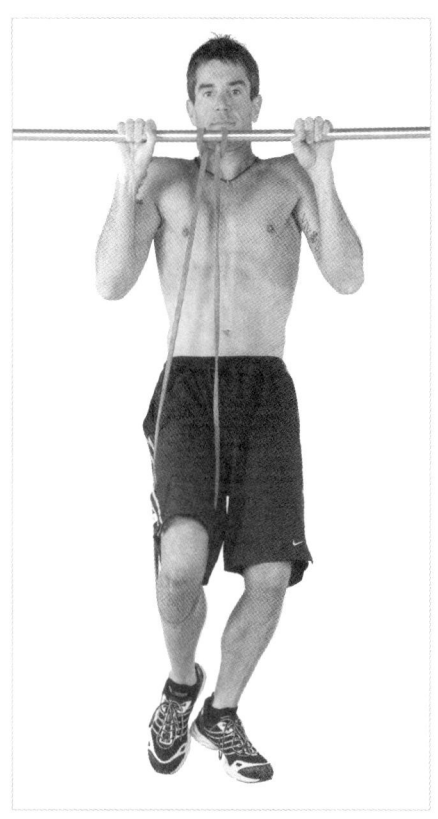

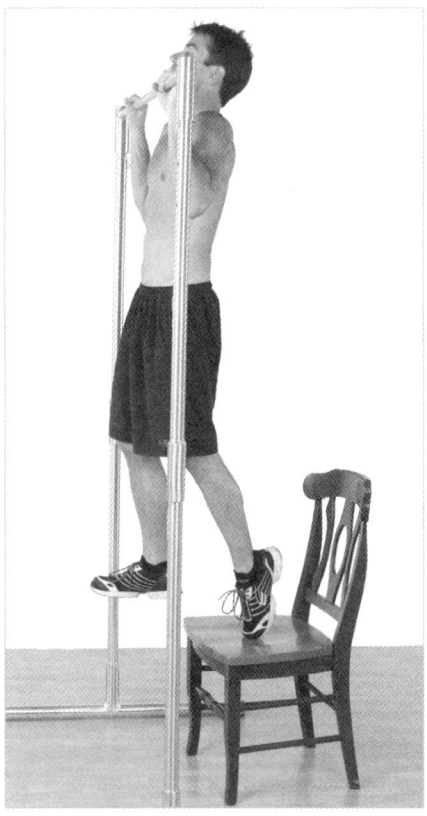

MIT EINEM STUHL ODER HOCKER: Stellen Sie einen stabilen Stuhl oder Hocker so dicht an die Stange, dass Sie die Übung bei Bedarf mit Fußunterstützung zu Ende bringen können.

Australischer Klimmzug

Der australische Klimmzug heißt so, weil man dabei down under, also unter der Stange hängt. Er bietet eine großartige Möglichkeit, die Muskulatur des oberen Rückens, der Arme und Brust zu stärken, ohne die Füße vom Boden zu heben. Dies ist wesentlich leichter als ein traditioneller Klimmzug, da Sie nicht Ihr ganzes Körpergewicht hochziehen müssen. Ich habe diese Übung an niedrigen Stangen auf Spielplätzen ausgeführt oder auch mit einem Besenstiel quer über zwei Stuhllehnen, doch ich würde eher ein Power Rack im Fitnessstudio empfehlen, dessen Stange auf 90 Zentimeter über dem Boden heruntergelassen wird. Die Stange sollte hoch genug sein, dass Sie die Arme ganz strecken können, ohne mit dem Rücken den Boden zu berühren.

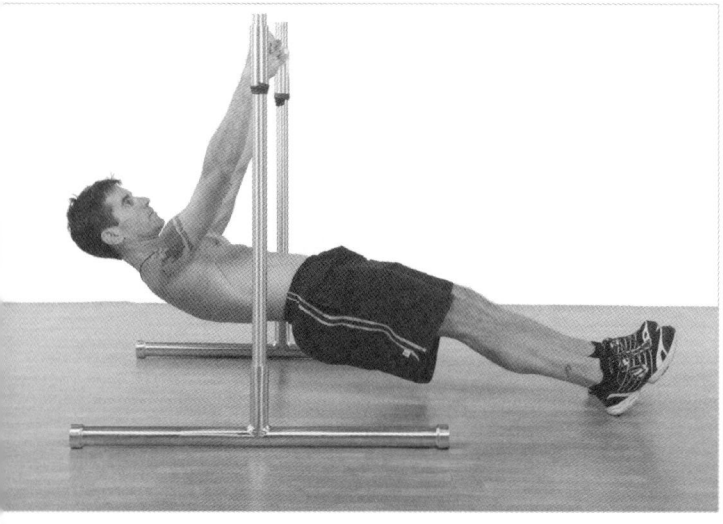

1 Sie liegen auf dem Rücken, die Füße sind gerade nach vorne ausgestreckt, die Fersen ruhen auf dem Boden. Die Stange sollte sich ein Stück oberhalb Ihrer Brust befinden. Strecken Sie die Hände nach oben und greifen Sie die Stange. Spannen Sie den Core so an, dass die Wirbelsäule gerade ist und Ihr ganzer Körper vom Kopf bis zu den Fersen eine gerade Linie bildet.

2 Spannen Sie die großen, breiten Muskeln im oberen Rücken an, drücken Sie die Schulterblätter zusammen und ziehen Sie sich nach oben, bis Sie mit der Brust die Stange berühren.

Lassen Sie sich langsam wieder in die Ausgangsposition hinab.

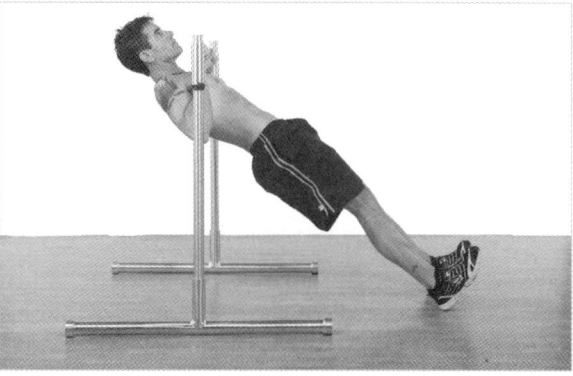

Halbe Kniebeuge

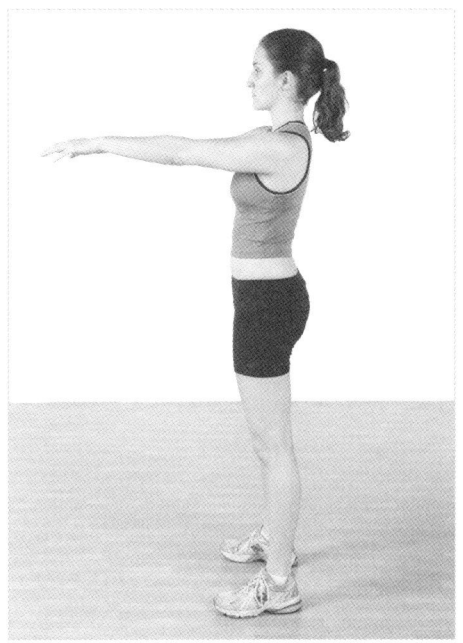

1 Stellen Sie sich mit etwas mehr als schulterbreit voneinander entfernten Füßen hin, die Hände waagerecht vor sich ausgestreckt.

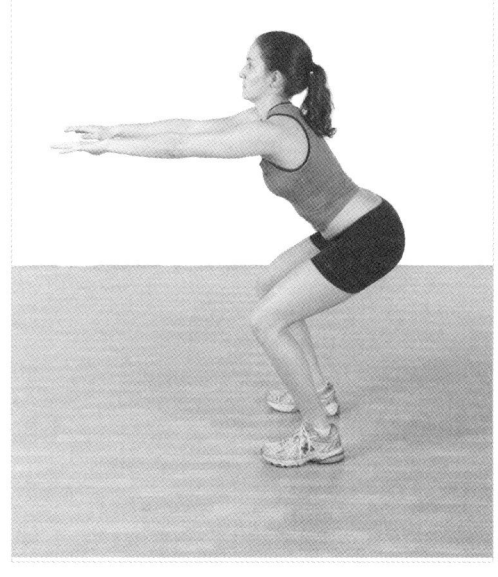

2 Halten Sie mit den Armen das Gleichgewicht, während Sie die Hüften senken, bis die Oberschenkel einen 45-Grad-Winkel zu den Unterschenkeln bilden.

Kehren Sie in die Ausgangsposition zurück.

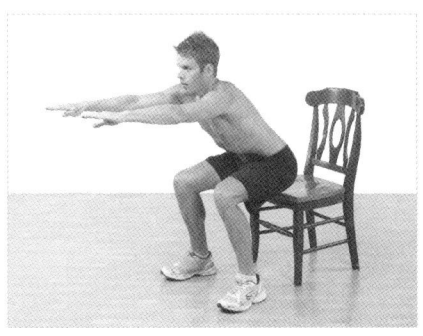

VARIANTE MIT STUHL: Stellen Sie einen Stuhl oder eine Bank hinter sich und führen Sie eine korrekte Kniebeuge aus, bis Sie mit dem Gesäß ganz leicht den Stuhl berühren. Kehren Sie in die Ausgangsstellung zurück.

Register

Fett gedruckte Seitenzahlen beziehen sich auf Übungserklärungen.

Armestrecken 20, 21, 38, 43, 46, 47, 48, 68, 75, 80, 90, 92, 94, 98, 99, 102, 109, 112, 127, 130, 131, 132, 133, 139, 141, 142, 156, 157
Armkreisen 125
Atmen 22, 25, 45, 47, 48, 53, 58, 65, 68, 72, 74, 75, 76, 101, 102, 109, 124, 131, 151, 152, 153
Aufwärmen 16, 24, 35, 36, 39, 42, 53, 123, 125, 144
Aufwärmübungen 123–133
 Armkreisen 125
 Butterfly 128
 Globetrotter 119, 120, **127**
 Hampelmann 36, **129**, 136, 137
 Holzfäller 119, **126**
 Marschdrehung 105, 129, 137
 Scheunentor 128
 Seitbeugen 126
Ausfallschritt mit Drehung 104
Ausfallschritt vorwärts 103, 144, 145
ausgewogene Ernährung 9, 10, 12, 13, 16, 17, 27, **29–33**,
Ausrüstung 10, 16, 17, 24, 35, 154
Australischer Klimmzug 156

Beinheben im Hängen **92–93**, 113
Beinschere 86–87
Bergsteiger **106–107**, 108, 113, 119–120, 137, 144, 145
Breiter Liegestütz **71**, 144, 145
Burpee (Liegestützsprung) **108–109**, 137
Butterfly 128

Cardiotraining 16, 17, 28, 40–41, **134–145**
Cardioübungen 18, 37, 40–41, 118, 135, 136
 Burpee 108–109, 137
 Hampelmann 136
 Laufbandsteigerungsintervalle 138
 Marschdrehung 106, 137
 Medizinballwürfe **137**, 138–141
 Musikintervalle 138
 Schattenboxen 136
 Seilspringen 136

Sprintintervalle **137**, 143–145
Sprungkniebeugen 100, **137**
Treppensteigen 136–137
Volle Deckung 138
Core 17, 19, 20, **22**, 35, 47, 48, 68, 72, 77, 78, 79, 80, 81, 83, 84, 88, 89, 90, 101, 102, 103, 104, 106, 107, 108, 113, 115, 120, 137, 139, 140, 141, 144, 145, 152, 153, 156
Crunch mit Beinanziehen 79, **84–85**, 144, 145

Dehnen 24, **35–36**, 44, 76, 123, 124, 130
Dehnübungen 16, 24, 35, 36, 39, **130–133**
 Arme 132
 Brust 132
 Hals und Nacken 133
 Schulter und oberer Rücken 131
 Schultern 130
 Unterarm und Handgelenk 130
 Unterer Rücken 133
Diamant-Liegestütz **70**, 144, 145

Eigengewichtübungen 10, 16, 23, 24, 27, 35, 37, 38, 39, 41, 44, 46, 47, 48, 67–115
Einsteigerprogramm 16, 39, 40, 49, **146–157**
Erholungspausen 24, 25, 27, 53
Ernährung 9, 10, 12, 13, 15, 16, 17, 27, 29, 30, 31, 32, 33, 121

Fahrrad-Crunch 96–97
Fitnessspiele *siehe* Spiele
Fotografien 12, 13, 31, 43, 49, 147
Frauen 27, 39, 146
Frontstütz 40, **48**, **80–81**

Ganzkörpertraining 10, 27
Ganzkörperübungen 24, 35, 36, 40, 108, 110, **119–120**, 147
Gewichtsverlust 12, 31, **121**
Globetrotter 119, 120, **127**
Griffvarianten für Klimmzüge 77–78

Halbe Kniebeuge 157
Hampelmann 136
Handlauf **110–111**, 120,
Häufigkeit der Übungen 24–25
Herzfrequenz 35, 36, 105, 121, 123, 134, **135**
Holzfäller 119, **126**
Holzhacker 112
Hot Corner 18, 41, 122, 137, **143–145**

Intensität der Übungen 53, 60

J-up 10, 16, **113–115**, 120, 122, 137

Klimmzug (Obergriff) 76
Klimmzug mit Griff-Varianten 77–78
Klimmzug mit Unterstützung 154–155
Kniebeuge 9, 40, 45, **46**, **99–101**,
Kniebeuge mit Medizinball 101
Knieliegestütz **152**, 153
Kommando-Klimmzug 61, 63, 64, **79**
Körpergewichtsübungen 16–17

Leg Climber 94–95
Liegestütz **47**, **68–69**,
Liegestütz mit Medizinball 63, 64, **72–73**

Marschdrehung 105, 129, 137
Mason Twist **88–89**
Medizinball-Weitwurf 13, **138**
Movers 19, **20–22**
Muskeln 19–22

Power 4-Test 40, **42–49**, 122

Schattenboxen 135, **136**
Scheunentor 128
Schulterdehnung 130, 131
Seilspringen 36, 135, **136**, 144
Seitbeugen 126
Seitstütz 75, **82**
Selbsteinstufung 49

Spiele 138–145
    Ballsprints 142
    Bockspringen 141–142
    Hot Corner 143–145
    Medizinballweitwurf 138–141
    Out-&-Back-Sprints 142
    Punter 142–143
    Tennisballwürfe 143
    Wurf und Lauf 141
Sprinten mit Ball 28, 41, **142**
Sprungkniebeuge **100**, 113
Stretching *siehe* Dehnen
Superman 98

Tabata-Intervalle 25, 27, 40, 59, **60**
Tageszeit der Übungen 27
Tennisballwürfe 143
T-Liegestütz 74–75
Treppensteigen 11, 135, **136–137**, 144

Übungen 67–115
Umgekehrter Crunch 79, **91**

Verletzungen vermeiden 24, 35–36, **37–38**,
    40, 124
V-Sitz **90**, 94, 95

Wandliegestütz 153
Wandsitz 102
Warm-up 35, **125–129**
Wasser 30, **31**, 33, 48
Wiederholungen 24–25, 47

Danksagung

Danke, Jason Warner, für deine Hilfe bei der Planung und der Arbeit an diesem Buch und dafür, dass du mich unablässig inspirierst und unterstützt – sogar vom anderen Ende der Welt aus. Jason lebt mittlerweile in Murray Bridge, Australien. Er hat die Spiele erfunden und aufgeschrieben, die in den Jahren 2008 bis 2010 in unseren Workouts in Scottsdale, Arizona, entstanden sind. Ohne Jasons Freundschaft, fachmännischen Rat und sein Engagement gäbe es weder dieses Buch noch das Trainingsprogramm.

Mein besonderer Dank richtet sich auch an Steve Speirs, Lewis Elliot und Corey Irwin für ihren jeweiligen Beitrag; an Mike DeAngelo, der mich immer wieder zum Schreiben, zum Training und zu meinen sportlichen Aktivitäten angeregt und ermutigt hat; an Kristen und Vivi für ihre Liebe und ihre Nachsicht, wenn ich ständig an meinem Laptop sitze oder zum Training weg bin; und an meine Eltern sowie meinen Bruder für ihre unablässige Unterstützung.

Über den Autor

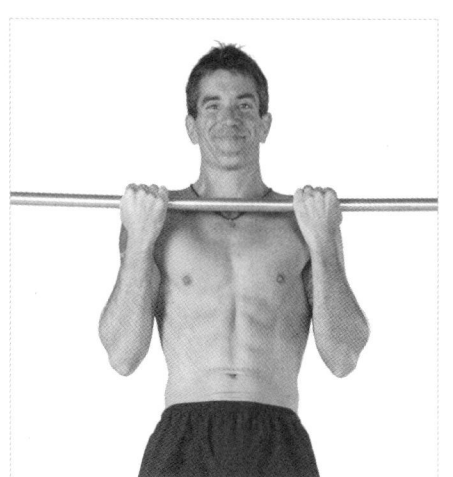

Brett Stewart ist zertifizierter Personal Trainer, Lauf- und Triathlon-Trainer sowie Ausdauerathlet. Er lebt derzeit in Phoenix, Arizona. Der passionierte Multisportler ist erfolgreicher Ironman-Triathlet und mehrfacher Ultramarathonläufer. Er ist ständig auf der Suche nach neuen sportlichen Herausforderungen und tüftelt für sich, seine Freunde und Klienten neue Workouts und Übungen aus. Der stolze Ehemann und Vater hat auch das Buch *7 Weeks to 100 Pull-Ups* verfasst und ist über seine Homepage www.7weekstogettingripped.com zu erreichen.